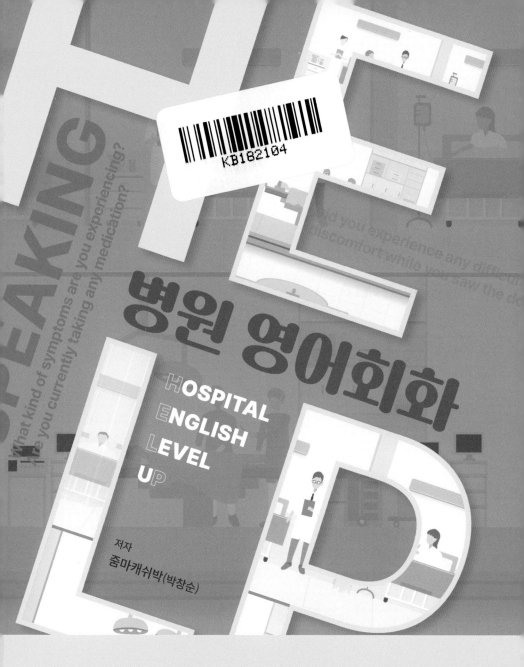

SPEAKING

What kind of symptoms are you experiencing?
Are you currently taking any medication?

병원 영어회화

HOSPITAL
ENGLISH
LEVEL
UP

저자
줌마캐쉬박(박창순)

병원영어회화 HELP

첫째판 1쇄 인쇄	|	2024년 05월 24일
첫째판 1쇄 발행	|	2024년 05월 30일

지 은 이 줌마캐쉬박(박창순)
발 행 인 장주연
출 판 기 획 김도성
출 판 편 집 이민지, 김형준
편집디자인 이민지
표지디자인 김재욱
일 러 스 트 김경열
제 작 담 당 황인우
발 행 처 군자출판사(주)
　　　　　등록 제4-139호(1991. 6. 24)
　　　　　본사 (10881) 파주출판단지 경기도 파주시 회동길 338(서패동 474-1)
　　　　　전화 (031) 943-1888　　팩스 (031) 955-9545
　　　　　홈페이지 | www.koonja.co.kr

ISBN 979-11-7068-124-3

정가 25,000원

병원영어회화 HELP

HOSPITAL ENLGISH LEVEL UP

나의 이야기

신문방송학과를 졸업하고 병원 기획홍보팀에 취직을 하게 된 그날은, 지금의 나의 모습을 상상할 수 없었습니다. 외국인이 많이 사는 인접 지역이라, 한두 명씩 외국인 환자가 오게 되어 우연히 전화로 첫 환자를 통역하게 되었습니다. 한 명, 두 명, 세 명, 그렇게 많게는 하루에 10여 명의 환자를 통역하며 영어 통역의 길로 접어들게 되었습니다.

첫 환자를 통역하러 진료실에 들어갔을 때 손발을 덜덜 떨며 긴장했던 그날의 기억.
의학용어를 많이 알지 못해서, 어떻게 해야 할지 몰라서 당황했던 여러 날의 기억들.
그래서 메모장을 가지고 다니면서 기록하고 통역하던 수많은 날들이 모여서 저의 기록이 되었습니다.

영어 전공자도 아니고, 특히나 의료 전공자가 아니라 진료실에서 의학용어를 통역하는 과정이 매번 쉽지 않았습니다. 혼자서 찾아보고, 물어보고, 더 공부해야 할 것을 공부해서 기록하다 보니 저만의 이야기가 만들어지게 되었습니다.

『병원영어회화 HELP』는

병원을 찾는 외국인 환자에게 어떻게 말로 표현을 해야 할지 모르는 분,
의료통역사로 현장에 근무하기를 희망하지만, 아직 의료통역 현장 경험이 없는 분,
의료통역, 보건행정 등 병원에 관련한 공부를 하고 있는 대학생,
비의료인으로 병원에 근무하며 의료통역에 관심이 있는 분들에게

현장의 상황과 영어 표현을 쉽게 배울 수 있는 장점이 있는 책으로 최대한 현장의 분위기와 표현을 전달해 드리고자 준비하였습니다.

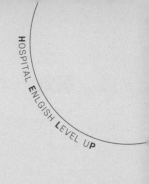

제2외국어를 구사하는 건 매일매일의 노력이 필요하죠.

더욱이 병원에서 의학용어를 사용하며 현장에서 풀어내는 이야기들은 더욱 쉽지 않아서, 더 많은 노력이 필요합니다.

어려움을 느끼고 시작하지 않는 것보다, 꿈이 있다면 그 꿈을 향해 첫걸음을 내딛기를 권합니다. 충분한 연습과 노력으로 꿈에 한 걸음 더 다가갈 수 있습니다. 『병원영어회화 HELP』가 이 여정에서 출발점으로서 여러분께 도움이 되기를 바랍니다.

이름보다는 줌마캐쉬박으로, 병원에서 의료통역사로서의 업무를 하면서 20년간의 가까운 경험을 블로그 '줌마캐쉬박'으로 함께 나누고 있습니다. 국제의료관광코디네이터, 의료통역능력검정시험에 합격하며, 저 또한 의료통역사로서 매일 새로운 경험을 쌓고 공부를 꾸준히 하고 있듯이, 독자 여러분들도 함께 공부하고 성장하는 기폭제가 되기를 바랍니다.

그리고 이 책이 나오기까지 늘 아낌없이 도와준 감수자 Christy Swain와 Eigenberg Richard Steven과 Christy Swain에게 무한한 감사를 드립니다. 더불어, 늘 용기와 격려를 아끼지 않는 나의 가족, 엄마, 남편, 딸에게도 감사 인사를 드립니다. 특히나 영어에 관심을 가지고 엄마가 일하는 모습을 자랑스러워 하는 딸에게 엄마는 Kathy, 딸은 Cathy로 서로의 영어 지원자로서 최고의 베프가 되었으면 좋겠다고 이야기하고 싶습니다.

줌마캐쉬박(박창순)

목차

Prologue   나의 이야기

PART 01   **원무과** Reception Office

    01. 접수 Registration   ⋯ **12**
    02. 수납 Payment   ⋯ **16**
    03. 해외보험가입자 For Patients with International Insurance   ⋯ **17**
    04. 입·퇴원계 Admission & Discharge   ⋯ **19**
    05. 제증명계 Certificate   ⋯ **21**
    06. 기타 Other Situations   ⋯ **23**

PART 02   **외래** Outpatient Department

    01. 진료 전 Before Seeing the Doctor   ⋯ **30**
    02. 진료 후 After Seeing the Doctor   ⋯ **34**
    03. 주사실 Injection Room   ⋯ **36**

PART 03   **진료과** Medical Department

    01. 안과 Ophthalmology   ⋯ **48**
    02. 치과 Dentistry   ⋯ **57**
    03. 산부인과 Obstetrics & Gynecology   ⋯ **70**
    04. 이비인후과 Otorhinolaryngology, ENT (Ear Nose Throat)   ⋯ **78**
    05. 소아과 Pediatrics   ⋯ **82**
    06. 외과 General Surgery   ⋯ **85**
    07. 피부과 Dermatology   ⋯ **92**
    08. 성형외과 Plastic Surgery   ⋯ **95**

PART 04 영상의학과 Department of Radiology

01. 접수 Registration … 106
02. 엑스레이실 X-ray Room … 107
03. CT실 CT Room … 109
04. MRI실 MRI Room … 111
05. UGI실 UGI Room … 113
06. 초음파실 Ultrasonography Room … 115
07. PET CT실 PET-CT Room … 118
08. 체외충격파쇄석술실
ESWT (Extracorporeal ShockWave Therapy) Room … 121
09. 유방촬영실 Mammography Room … 124
10. 운동부하검사실 Treadmill Test Room … 126
11. 심장조영술실 Angiography Room … 128

PART 05 진단검사의학과 Clinical Pathology

01. 접수 Registration … 138
02. 채혈(피검사) Blood Test … 139
03. 소변검사 Urine Test … 140
04. EKG검사 EKG (Elektro Kardio Gramm) Test … 141
05. 헬리코박터검사 UBT (Urea Breath Test) … 142
06. 폐기능검사 PFT (Pulmonary Function Test) … 143
07. 알레르기검사 Allergy Test … 144
08. 뇌파검사 EEG (Electro Encephalo Gram) Test … 145
09. 근전도검사 EMG (Electro Myo Graphy) Test … 148
10. 유발전위검사 EPS (Evoked Potential Study) … 150
11. 기립경사 테이블검사 Head-Up Tilt Table Test … 152
12. 뇌혈류 초음파검사 TCD (Trans Cranial Doppler) … 153
13. 영상 안구운동검사 VOG (Video Oculo Graphy) … 154

목차

PART 06 **물리치료실** Physical Therapy Room

01. 접수 Registration ⋯ 162
02. 안내 및 예약 Reservation ⋯ 163
03. 전기치료 시 상태 확인 Condition Assessment ⋯ 164
04. 물리치료 Physical Therapy ⋯ 165

PART 07 **건강검진센터** Health Screening Center

01. 접수 Registration ⋯ 176
02. 검사 Tests ⋯ 177

PART 08 **내시경센터** Endoscopy Center

01. 검사 전 Before Testing ⋯ 190
02. 검사 중 While Testing ⋯ 195
03. 검사 후 After Testing ⋯ 197

PART 09 **암센터** Cancer Center

01. 항암치료 Chemotherapy ⋯ 206

PART 10 **수술실** Operating Room

01. 환자 확인 Checking the Patient Information ⋯ 218
02. 수술 전 Pre-Operation Information ⋯ 219
03. 수술실 In the Operation Room ⋯ 220
04. 마취 시 Receiving Anesthesia ⋯ 221
05. 회복실 In the Recovery Room ⋯ 223

PART 11 병동 Wards

01. 입원 시 On Admission Day ··· 232
02. 입원 중 After Admission ··· 236

PART 12 안내데스크 Information Desk

01. 안내데스크 Information Desk ··· 248

PART 13 병원 사인물 Hospital Signs

01. 부서 Departments ··· 256
02. 직함 Job Title ··· 257
03. 외래 Outpatient Department ··· 258
04. 병동 Wards ··· 260

PART 14 동의서 Medical Consent Form

01. 환자의 현재 상태 및 특이사항
Patient's Current Status and History ··· 268
02. 관상동맥 조영술 동의서
Consent for Coronary Angiography ··· 269
03. 대장내시경 설명 및 동의서 Explanation and Consent for
Colonoscopy ··· 271
04. 수술(시술/검사) 설명 및 동의서 Explanation and Consent for
Operation (Examination/Procedure) ··· 272
05. 마취동의서 Consent for Anesthesia ··· 274
06. 마취 시 본인 부담 항목 안내
Information on Analgesics not Covered by Insurance ··· 277

PART 15 진단서 Medical Certificate

01. 진단서 Medical Certificate ··· 286

Part

1

원무과
Reception Office

01. 접수 Registration

02. 수납 Payment

03. 해외보험가입자
    For Patients with International Insurance

04. 입·퇴원계 Admission & Discharge

05. 제증명계 Certificate

06. 기타 Other Situations

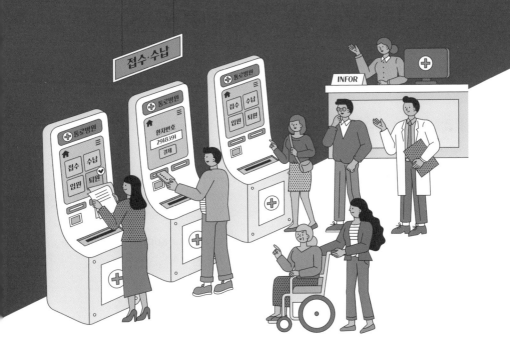

01 접수 Registration

이곳이 접수처입니다.	This is the reception desk.
번호표를 뽑고 잠시만 기다려 주세요.	Please take a ticket and wait.
번호표를 뽑으세요.	Please take a number.
번호가 나올 때까지 기다려 주세요.	Please wait until your number is called.
무엇을 도와드릴까요?	May I help you?
이름이 무엇입니까?	What is your name?
신분증을 보여주시겠어요?	May I please see your ID card?
건강보험증이 있으면 보여주세요.	If you have a Korean national insurance card, please show it to me.
주소, 연락처를 알려주시겠어요?	What is your address and phone number?
국적이 어디신가요?	Where are you from?

증상이 어떻습니까?

What are your symptoms?

접수가 잘 되었습니다.

Registration is complete.

해당 진료과, *_____에 가세요.

Please go to the *_____ medical department.

접수증을 제출 후, 잠시 기다려주세요.

Please show this registration slip at the reception desk and wait.

진료과 Medical Departments

내과 **Internal Medicine**	소화기내과 **Gastro-enterology**	류마티스내과 **Rheumatology**	순환기내과 **Cardiology**	심장외과 **Cardio Surgery**	신장내과 **Nephrology**
알레르기내과 **Allergology**	호흡기내과 **Pulmonology**	내분비내과 **Endocrinology**	감염내과 **Infectious Diseases**	혈액종양내과 **Hematology and Oncology**	핵의학과 **Nuclear Medicine**
방사선종양학과 **Radiation Oncology**	가정의학과 **Family Medicine**	비뇨기과 **Urology**	정형외과 **Orthopedic Surgery**	신경과 **Neurology**	신경외과 **Neurosurgery**
재활의학과 **Rehabilitation Medicine**	외과 **General Surgery**	혈관외과 **Vascular Surgery**	유방외과 **Breast Surgery**	갑상선외과 **Thyroid Surgery**	소아외과 **Pediatric Surgery**
이식외과 **Transplant Surgery**	산부인과 **Obstetrics & Gynecology**	소아청소년과 **Pediatrics**	이비인후과 **Otorhinolaryngology ENT** (Ear Nose & Throat)	병리과 **Pathology**	진단검사의학과 **Laboratory Medicine**
직업환경의학과 **Occupational & Environment Medicine**	임상약리학과 **Clinical Pharmacology**	정신건강의학과 **Psychiatry**	치과 **Dentistry**	피부과 **Dermatology**	성형외과 **Plastic Surgery**
안과 **Ophthalmology**	흉부외과 **Thoracic Surgery**	응급의학과 **Emergency Medicine**	마취통증의학과 **Anesthesiology and Pain Medicine**		

전문센터 Special Centers

암센터 **Cancer Center**	위암센터 **Stomach Cancer Center**	대장암센터 **Colorectal Cancer Center**
췌담도 암센터 **Pancreatobiliary Cancer Center**	간암센터 **Liver Cancer Center**	척추종양센터 **Spine Tumor Center**
부인암센터 **Gynecologic Cancer Center**	유방암센터 **Breast Cancer Center**	갑상선암센터 **Thyroid Cancer Center**
폐식도암센터 **Lung·Esophageal Cancer Center**	비뇨기암센터 **Urological Cancer Center**	소아암센터 **Pediatric Cancer Center**
심장혈관센터 **Cardiovascular Center**	뇌신경센터 **Brain Nerve Center**	소화기센터 **Digestive Disease Center**
감마나이프센터 **Gamma Knife Center**	장기이식센터 **Organ Transplant Center**	조혈모세포이식센터 **Hematopoietic Stem Cell Transplant Center**
관절센터 **Joint Center**	척추센터 **Spine Center**	갑상선센터 **Thyroid Center**
유방센터 **Breast Center**	알레르기센터 **Allergy Center**	뇌종양센터 **Brain Tumor Center**
척추센터 **Spine Center**	인공신장센터 **Artificial Kidney Center**	뇌혈관센터 **Cerebrovascular Center**
외상전문센터 **Advanced Trauma Center**	생체간이식센터 **Living Donor Liver Transplant Center**	로봇수술센터 **Robot Surgical Center**
심혈관센터 **Cardiovascular Center**	간질센터 **Epilepsy Center**	

02 수납 Payment

진료 보시는데 어렵거나 불편한 점은 없으셨어요?

Did you experience any difficulties or discomfort while you saw the doctor?

오늘 수납하실 비용은 O원입니다.

Today, you need to pay, O won.

현금 또는 카드로 계산하시겠습니까?

Do you want to pay by cash or card?

오늘 적용 환율은 O입니다.

Today, the exchange rate is O.

수납 영수증과 처방전입니다.

Here is your receipt and prescription.

영문 영수증이 필요하십니까?

Do you need an English receipt?

외래검사실로 가서 검사를 받으면 됩니다.

Please go to the outpatient examination room.

서류는 O층, O번 창구 제증명계에서 받아 가시면 됩니다.

Please go to the #O desk (O번) on the Ost floor(O층) to pick up your certificate.

비자발급을 위한 검진은 건강관리과로 가면 됩니다.

Please go to the Health Care Department for your visa medical check-up.

03 해외보험가입자
For Patients with International Insurance

어느 보험사의 가입자입니까?

What kind of international insurance do you have?

신분증을 보여주시겠어요?

Please show me your identification card.

지금 보험카드를 가지고 있나요?

Do you have an insurance card with you?

보험카드를 보여주세요.

Please show me your insurance card.

진료비 지불보증서를 가지고 왔나요?

Do you have a guarantee of payment from your insurance company?

고객님의 보험회사와 협약이 되어 있습니다.

Your insurance company is contracted with us.

보험회사에 진료비를 저희가 청구할 것입니다.

We will file a claim with the insurance company.

고객님이 수납을 하지 않아도 됩니다.

You don't need to pay anything today.

추후 본인부담금이 발생할 수도 있습니다.

You need to pay the deductible later.

고객님의 보험회사와 협약이 되어 있지 않습니다.

Your insurance company is not contracted with us.

보험 청구업무를 제공하지 않습니다.

We don't provide billing services.

환자분이 직접 진료비를 지불 후, 보험회사에 청구해야 합니다.

First, you need to pay us and then file a claim with your insurance company.

04 입·퇴원계 Admission & Discharge

입원 수속 시 필요한 약정서입니다.

Here is the admission form.

꼼꼼히 읽어 보시고 작성해 주세요.

Please read thoroughly and fill it out.

본인 확인을 위해 신분증을 보여주세요.

Please show me your identification card.

원하시는 병실 타입이 있으십니까?

What type of room do you want?

1인실, 2인실, 다인실?

Do you want a private, semi private or ward room?

이 병실 타입은 의료보험이 적용되지 않습니다.

This patient room is not covered by Korean National Insurance.

이 병실은 하루에 O원입니다.

You need to pay O won per night for this room.

입원 시 보증인이 필요합니다.

You need to have a witness for the admission process.

병실 변경 요청은 간호사실에 알리면 됩니다.

If you want to change your room, please notify the nurse.

원하시는 병실은 지금 이용이 가능하지 않습니다.	The room is not available now.
다른 분이 입원 중입니다.	The room is occupied now.
퇴원 후, 입실이 가능합니다.	After the patient is discharged, you can use this room.
잠시 기다려주세요.	Please wait for a moment.
퇴실까지는 시간이 조금 걸릴 것입니다.	It will take some time for the room to be vacant.
입원 시 필요한 검사가 있습니다.	When you are admitted, you are required to have some tests.
입원검사를 안내해 드리겠습니다.	Now I will guide you. Please follow me.

05 제증명계 Certificate

어떤 서류를 신청하셨습니까?	What kind of documents do you need?
서류는 몇 장이 필요하십니까?	How many copies of the documents do you need?
국문 서류가 필요하십니까?	Do you need Korean documents?
영문 서류가 필요하십니까?	Do you need English documents?
영문 성함을 적어주세요.	Please write your name in English.
본인 확인을 위해 신분증을 보여주세요.	Please show me your identification card.
서류가 준비되면 성함을 불러 드리겠습니다.	When I finish printing, I will call your name.
잠시만 기다려 주십시오.	Please wait for a moment.
수술확인서입니다.	Here is your operation certificate.
진단서입니다.	Here is your medical certificate.

치료확인서입니다.

Here is your treatment certificate.

입 · 퇴원확인서입니다.

Here is your admission and discharge certificate.

진료의뢰서입니다.

Here is your referral letter.

서류 비용은 O원입니다.

You need to pay, Owon.

06 기타 Other Situations

이전에 진료를 받은 적이 있나요?

Have you ever seen a doctor at our hospital?

대기환자가 많아서,
접수가 마감되었습니다.

The registration desk is closed because a number of patients are already waiting.

수술 중이어서, 접수가 마감되었습니다.

The registration desk is closed because the doctor is in surgery now.

의사 선생님이 오늘 진료가 없습니다.

The doctor is unavailable today.

지금은 점심시간입니다.

It is lunch time now.

괜찮으시면, 오후에 다시 와주시겠습니까?

Could you come back this afternoon, please?

오후진료는 O시부터 시작입니다.

The afternoon schedule will start at O pm.

O 언어 코디네이터가 곧 올 겁니다.

The O speaking coordinator will come here soon.

잠시만 기다려 주시겠습니까?

Could you wait for a while, please?

O 언어 코디네이터는 지금 올 수가 없습니다.	The O speaking coordinator can't come here right now.
의사선생님께서 O 언어를 하십니다.	The doctor can speak O.
의사소통에 문제가 없을 것입니다.	There should be no communication problems.
O층에 위치한 병원 약국에서 약을 받아 가세요.	Please go to the hospital pharmacy on the O floor.
처방 수정으로 환불금이 있습니다.	Your doctor's order has changed, you might get a refund.
환불금지급 확인서에 이름과 사인을 작성해 주세요.	Please fill out this form, write your name and sign to confirm your refund.
주차권은 수납하신 영수증을 보여주면 됩니다.	If you show the receipt at the parking lot, you don't need to pay for parking.

진료예약증은 영어로 어떻게 만들까요?

진료예약증 Appointment Certificate			
예약번호 **Appointment Number**		환자 성명 **Patient Name**	
국적 **Nationality**		생년월일 **Date of Birth**	
여권번호 **Passport Number**		여권만료일 **Passport Expiry Date**	
진료과목 **Medical Department**		주치의 **Doctor in Charge**	
예약일 **Appointment Date**		예약시간 **Appointment Time**	

병원 홈페이지에 예약에 관련된 정보는 영어로 어떻게 만들까요?

예약 Appointment Request			
환자 성명 **Patient Name**		성별 **Gender**	□ 남자 **Male** □ 여자 **Female**
생년월일 **Date of Birth**		여권번호 **Passport Number**	
국적 **Nationality**		연락처 **Contact Number**	
진료과목 **Medical Department**		선호하는 예약일 **Preferred** **Appointment Date**	

동의합니다. **I agree with the terms and conditions of use.**   네 □ **Yes**   아니오 □ **No**

신청 □ **Submit**   미신청 □ **Clear**

* 국내 거주 외국인의 경우, 외국인 등록증: Foreigner Registration Card

Let's Talk and Practice

 외국인 환자가, 원무과 접수 창구를 찾았을 때 어떤 대화를 주고 받을까요?

• At the reception desk

 안녕하세요.
무엇을 도와드릴까요?

Hello.
How may I help you?

 의사를 만나고 싶어요.

I would like to see the doctor.

 오늘 어디가 불편해서 오셨나요?

Why have you come to see the doctor today?

 감기에 걸린 거 같아요.

I think I have a cold.

 신분증을 보여주시겠어요?

Please show me your identification card.

 여기에 있어요.

Here it is.

 호흡기 내과로 접수하였습니다.

I have registered you at the Pulmonology Department.

 호흡기 내과는 어디에 있나요?

Where is the Pulmonology Department?

 5층에 있습니다.
진료과에 가서 접수증을 제출해 주세요.

It is on the 5th floor.
Please go there and show this registration slip at the reception desk.

 고맙습니다.

Thank you.

나는 수술을 받았습니다.
나는 OO수술을 받았습니다.

영어로는 어떻게 표현할까요?
'〈검열, 수술을〉 받다, 만나다, 당하다 또는 〈변화 등을〉 겪다, 경험하다' 등의 뜻을 가진 타동사,

undergo 를 사용해서 표현해 볼게요.

* 나는 수술을 받았습니다.　　　**I underwent the operation.**
* 나는 OO 수술을 받았습니다.　　**I underwent (operation name).**

조금 더 다양한 표현을 살펴볼게요.
진단서에서 많이 사용되는 표현 중에 하나,

"이 환자는 OO일에 OO수술을 받았습니다."

1. 이 환자는 (맹장 수술)을 받았습니다.

   This patient underwent (an appendectomy).

2. 이 환자는 지난주에 (맹장 수술)을 받았습니다.

   This patient underwent (an appendectomy) last week.

3. 이 환자는 2023년 11월 01일에 (맹장 수술)을 받았습니다.

   This patient underwent (an appendectomy) on November 1, 2023.

4. 이 환자는 2023년 11월 10일에 (맹장 수술)을 받았습니다.

   This patient underwent (an appendectomy) on November 10, 2023.

Part

2

외래
Outpatient Department

01. 진료 전 Before Seeing the Doctor

02. 진료 후 After Seeing the Doctor

03. 주사실 Injection Room

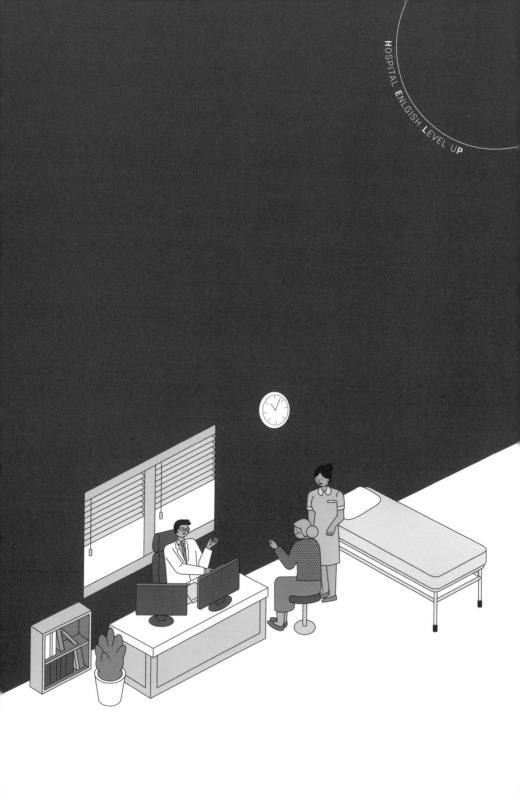

아픈 곳과 관련된 수술을 받은 적이 있으신가요?

Have you ever had an operation related to your current symptoms?

O질환에 대한 가족력이 있으신가요?

Do you have a history of O disease in your family?

O질환을 진단받거나,
O질환으로 치료받거나 약을 복용한 적이 있나요?

Have you ever been diagnosed with O disease or have you ever been treated or taken medicine for O disease?

혈압을 측정하겠습니다.

I will measure your blood pressure.

혈압이 정상입니다.

Your blood pressure is normal.

혈압이 (조금, 많이, 아주 많이) 높습니다.

Your blood pressure is (slightly, moderately, very) high.

혈압이 (조금, 많이, 아주 많이) 낮습니다.

Your blood pressure is (slightly, moderately, very) low.

O분 뒤에 다시 혈압을 측정하겠습니다.

I will measure your blood pressure again in O minutes.

맥박을 측정하겠습니다.

I will measure your pulse.

맥박이 정상입니다.	Your pulse is normal.
맥박이 (조금, 많이, 아주 많이) 빠릅니다.	Your pulse is (rapid, significantly rapid, very rapid) heartbeat.
맥박이 (조금, 많이, 아주 많이) 느립니다.	Your pulse is (slow, significantly slow, very slow) heartbeat.
혈당을 측정하겠습니다.	I will measure your blood sugar.
마지막 식사는 몇 시에 먹었나요?	What time did you last eat?
혈당이 정상입니다.	Your blood sugar is normal.
혈당이 (조금, 많이, 아주 많이) 높습니다.	Your blood sugar is (slightly, significantly, very) high.
혈당이 (조금, 많이, 아주 많이) 낮습니다.	Your blood sugar is (slightly, significantly, very) low.
증상을 말씀해 주세요.	Please describe your symptoms to me.
몇 가지 질문을 하겠습니다.	I am going to ask about your conditions.
체온을 측정하겠습니다.	I will measure your temperature.

체온이 정상입니다.	Your temperature is normal.
체온이 (조금, 많이, 아주 많이) 높습니다.	Your temperature is (slightly, significantly, very) high.
체온이 (조금, 많이, 아주 많이) 낮습니다.	Your temperature is (slightly, significantly, very) low.
산소포화도를 측정하겠습니다.	I will measure your oxygen saturation.
산소포화도가 정상입니다.	Your oxygen saturation is normal.
산소포화도가 (조금, 많이, 아주 많이) 높습니다.	Your oxygen saturation is (slightly, significantly, very) high.
산소포화도가 (조금, 많이, 아주 많이) 낮습니다.	Your oxygen saturation is (slightly, significantly, very) low.
키와 몸무게를 측정하겠습니다.	We need to measure your height and weight.
신발을 벗고 기계에 올라서 등을 기대고 서 주세요.	Please take off your shoes and stand on the machine with your back against the machine.
키는 O cm이고, 몸무게는 O kg입니다.	Your height is O cm and weight is O kg.

신발을 신으세요.	Please put your shoes on.
자리로 돌아가 기다려주세요.	Please go back to your seat and wait.
차례가 되면 진료실에서 성함을 부르실 겁니다.	When it is your turn, the nurse will call your name.
차례가 되면 앞에 표지판에 성함이 뜰 겁니다.	When it is your turn, you will see your number on the screen.
오늘 고객님의 혈압은 130/70입니다.	Today your blood pressure is 130 over 70.

검사 오더가 났습니다.

The doctor has ordered some tests.

궁금하신 사항이 있으신가요?

Do you have any questions?

원무과에서 먼저 수납을 해주세요.

First, you need to pay at the registration desk.

검사실은 O층에 있습니다.

The test room is located on the O floor.

검사실로 가세요.

Please go to the test room.

검사가 끝나면 O과에 가서 기다려 주세요.

When you finish, please go back to the O department and wait.

다음 예약일은 언제가 좋으신가요?

What day would you prefer (like) to have your next appointment?

몇 시가 괜찮으신가요?

What time is good for you?

잠깐만요, 스케줄이 가능한지 보겠습니다.

I will check the schedule to see what day and time are available.

다음 검사일은 O월 O일입니다.

Your [next] appointment date is O (Month), Oth/Ost/Ord (Date).

스케줄을 다시 잡기를 원하거나
취소를 원한다면 연락을 주세요.

If you want to reschedule or cancel the appointment, please give us a call.

진료 스케줄입니다.

This is the doctor's schedule card.

좋은 하루 보내세요. 고맙습니다.

Have a good day. Thank you.

영수증을 보여주세요.

Please show me your receipt.

커튼 뒤로 가주세요.

Please go behind the curtain.

엉덩이 주사입니다.

This is an intramuscular injection (buttocks shot).

엉덩이가 살짝 보이게 바지를 내려주세요.

Please pull your pants down a little to expose the top of your buttocks.

침대에 올라가서 엎드려 주세요.

Please lie on the bed on your stomach.

주사를 맞은 후에 문질러 주세요.

After getting the injection, please rub the injection site.

혈관주사입니다.

This is an intravenous injection, IV.

문지르지 마시고, O분 동안 눌러주세요.

Please don't rub the injection site. Press this for O minutes.

수액주사입니다.

This is an intravenous injection, IV.

O시간 걸릴 예정입니다.

It will take O hours.

항생제 반응 검사입니다.	This is to check for any allergic reactions to antibiotics.
10분 후에 반응 후 주사를 놓겠습니다.	If you don't have a reaction, after 10 minutes, I will give you an injection.
항생제 주사를 놓겠습니다.	I will give you an antibiotic injection.
항생제 주사를 맞고 나면 메스껍거나 어지러울 수 있습니다.	After an antibiotic injection, you may feel nauseous or dizzy.
숨을 크게 쉬세요.	Please breathe in deeply.
숨을 크게 내뱉으세요.	Please breathe out deeply.
괜찮으세요?	Do you feel okay?
예방접종 O차 접종입니까?	How many times have you had this vaccination in your lifetime?
접종 후 10분 동안은 병원에서 약에 대한 부작용이 없는지 관찰하기를 권장합니다.	After having a flu vaccination, you are required to stay in the injection room for 10 minutes to make sure you don't have any adverse reactions.
오늘 하루는 술 마시지 마세요.	Please don't drink alcohol today.

오늘 하루는 샤워(목욕)하지 마세요.	Please don't take a shower today.
예방접종 후 주사 부위가 붓거나 가려워도 긁지 마세요.	After the vaccination, please don't scratch or touch the injection site.
예방접종 후 몸살이 심하면 병원으로 방문 하여 치료를 받으셔야 합니다.	If you experience aches or pain after the vaccination, you should see your doctor.
주사를 맞은 후에 열이 (조금, 약간, 많이, 아주 많이) 있을 수 있습니다.	After receiving the injection, you might have a (little, slightly, quite, very/too) fever.
집에 해열제를 가지고 계신가요?	Do you have any anti-fever medicine at home?
없으시면 집에 가시는 길에 구매하는 게 좋을 것 같습니다.	If you don't have any, you should buy some on your way home.
열이 나면 해열제를 먹으세요.	When you have a fever, take an anti-fever medicine.

1. 접종 후 After Having a Vaccination

접종 후 10분 정도는 주사실에서 관찰하기를 권장하고 귀가 후 3시간 이상은 주의 깊게 살펴야 합니다.

You are required to stay in the injection room for 10 minutes to make sure you don't have any reactions. Please monitor your condition for a further 3 hours.

2. 금주 No Drinking

접종 당일은 술을 마시지 말아야 합니다. 샤워는 허용되지만, 과도한 운동, 수영 또는 장시간 여행은 피하는 것이 좋습니다.

On the vaccination date, you must not consume alcohol.
Taking a shower is permitted, but strenuous exercise, swimming or travelling for an extended time should be avoided.

3. 청결하게 유지하기 Keep Clean

접종 부위에 더러운 것이 묻으면 깨끗하게 해주세요. 긁거나 만지지 마세요.

If the injection site gets dirty, please clean it carefully. Please don't scratch or touch the site.

4. 냉찜질하기 Apply an Ice or Cold Pack

접종한 부위가 붓거나 가려울 수 있습니다. 심하게 붓는 경우에는 냉찜질을 하고, 그래도 힘들면 의사와 상담하시기 바랍니다.

If the injection site is swollen or itches, if you experience a severe swelling, please apply ice or a cold pack. If the swelling does not reduce after applying ice, you should consult with your doctor.

5. 접종 후 최소 3일간 고열, 두통, 경련 등의 증상이 있으면 곧 의사의 진찰을 받도록 하세요.

If you have a high fever, headache or cramps within 3 days of your vaccination you should see your doctor.

1. 오늘 아픈 곳이 있습니까? 아픈 증상을 적어주십시오.

   Are you in good health today? If you are unwell, please describe your symptoms.

2. 약이나 음식물(계란 포함) 혹은 백신접종으로 두드러기 또는 발진 등의 알레르기 증상을 보인 적이 있습니까?

   Have you ever had an allergic reaction, such as hives or rash due to medicine, food (including egg), or a vaccination?

3. 과거에 예방접종 후 이상반응이 생긴 일이 있습니까? 있다면 예방접종명을 적어 주십시오. (예방접종명:)

   Have you ever had an adverse reaction of any kind to a vaccination? If yes, please write the name of the vaccine. (Name of Vaccine:)

4. 선천성 기형, 천식 및 폐질환, 심장질환, 신장질환, 간질환, 당뇨 및 내분비질환, 혈액질환으로 진찰받거나 치료받은 일이 있습니까? 있다면 병명을 적어주십시오.

   Have you ever been diagnosed with, or treated for, a congenital anomaly, asthma, lung disease, heart disease, kidney disease, liver disease, diabetics, metabolic disease or blood disease? If yes, please specify the disease.

5. 경련을 한 적이 있거나 기타 뇌신경계 질환(길랑-바레 증후군 포함)이 있습니까?

   Have you ever had a seizure, brain disease, or nervous system disease? (including acute inflammatory demyelinating polyneuropathy)

6. 암, 백혈병 혹은 면역계 질환이 있습니까? 있다면 병명을 적어주십시오.

   Have you ever been diagnosed with cancer, leukemia or any other immune system disease?

7. 최근 3개월 이내에 스테로이드제, 항암제, 방사선 치료를 받은 적이 있습니까?

In the past 3 months, have you taken steroids, undergone chemotherapy or radiation treatment?

8. 최근 1년 동안 수혈을 받았거나 면역글로불린을 투여받은 적이 있습니까?

In the past year, have you received a blood transfusion or an Immune Globulin Transfusion?

9. 최근 1개월 이내에 예방접종을 한 일이 있습니까? 있다면 예방접종명을 적어 주십시오.

In the past month, have you been vaccinated against any diseases?
If yes, please specify the disease.

10. (여성) 현재 임신 중이거나 또는 다음 한 달 동안 임신할 가능성이 있습니까?

(For Women)
Are you pregnant or is there any chance you could become pregnant during the next month?

다양한 약만큼이나 복용법도 다양합니다. 이들은 영어로 어떻게 표현할까요?

• 식전 ○분	(Take this) O minutes before eating.
• 식후 ○분	(Take this) O minutes after eating.
• 잠자기 전	(Take this) right before you go to bed.
• ○시간 간격으로	(Take this) every O hours.
• 하루에 1번	(Take this) once a day.
• 하루에 2번	(Take this) twice per day.
• 하루에 3번	(Take this) three times per day.
• 식사 중간에	(Take this) with your meal.
• 기상 직후	(Take this) right after waking up.
• ○초 헹구고 뱉으세요.	Please gargle this for O seconds and spit it out.
• 의사의 지시사항대로 하세요.	Please follow the doctor's instructions.
• 복용 후에 자리에 눕지 마세요.	Please don't lie down right after taking the medicine.
• 다른 약과 ○시간 간격을 두고 복용하세요.	Please take it O hours after taking the medicine.
• 냉장 보관하세요.	Please keep this medicine in the refrigerator.
• 실온에 보관하세요.	Please keep this medicine at room temperature.
• 필요 시	Please take it as you need it.
• 열날 때	Please take it when you have a fever.
• 설사할 때	Please take it when you have diarrhea.
• 콧물이 날 때	Please take it when you have a runny nose.
• 다 쓸 때까지 사용	Please take it until it is finished.
• 통증이 있을 때만	Please take it when you have pain.
• 경우에 따라	Please take it if you experience pain.

Let's Talk and Practice

 외국인 환자를 외래 데스크에서 만났을 때 어떤 대화를 주고받을까요?

• At the reception desk

 접수증을 보여주세요.

Please show me your registration paper.

 여기에 있어요.

Here it is.

 어디가 불편하세요?

What are your symptoms?

 기침이 많이 납니다.

I have a severe cough.

 진료 전에 먼저 혈압을 측정하겠습니다.

Before you see the doctor, I need to measure your blood pressure.

 어떤가요?

How was it?

 혈압이 140/90으로 조금 높습니다.

Your blood pressure is 140 over 90, a little high.

 네. 얼마나 기다려야 하나요?

How long do I need to wait?

 대기시간은 0분입니다. 자리에 앉아 잠시만 기다려주세요.

Your waiting time will be O minutes. Please go back to your seat and wait.

 알겠습니다. 고맙습니다.

I see. Thank you.

Let's Talk and Practice

 외국인 환자를 주사실에서 만났을 때 어떤 대화를 주고받을까요?

• In the Injection Room

 영수증을 보여주세요.

Please show me your receipt.

 네, 여기에 있어요.

Here it is.

 수액 주사입니다.
빈 침대에 가서 누우세요.

Okay, you will have an intravenous injection or IV.
Please choose a bed and lie down.

 여기에 누우면 될까요?

Is this one okay?

 네, 괜찮아요.
수액 주사는 처음이신가요?

Sure.
Is this the first time you've had an IV?

 아니에요.
이전에 2-3번 맞아 봤어요.

No.
I've had them a couple of times before.

 주사를 놓을게요.
조금 따끔할 수 있어요.
괜찮으세요?

Okay, I'll give you an injection, now.
You will feel a little pain (pinch).
Are you okay?

 네, 괜찮아요.
얼마나 걸릴까요?

Yes, I'm fine, how long will it take?

 O시간 정도 걸릴 거예요.

It will take O hours.

오늘의 한마디 #2

환자는 O증상을 가지고 있습니다.
O 기간 동안 입원을 해야 합니다.

영어로는 어떻게 표현할까요?

'증후, 증상'이라는 뜻을 가진 명사, **symptom** 을 사용해서 표현해 볼게요.

* 환자는 O증상을 가지고 있습니다.   **The patient's symptoms are O.**
* 환자는 O기간 동안 입원을 해야 합니다.   **The patient will be admitted for (period).**

조금 더 다양한 표현을 살펴볼게요.

1. 환자는 기침, 콧물, 인후통 증상이 있습니다.

   The patient's symptoms are coughing, a runny nose and a sore throat.

2. 나는 기침, 콧물, 인후통 증상이 있습니다.

   My symptoms are coughing, a runny nose and a sore throat.

3. 환자는 일주일 동안 입원을 해야 합니다.

   The patient should be admitted to the hospital for 1 week.

4. 환자는 11월 1일부터 10일까지 병원에 입원을 했습니다.

   The patient has been admitted to the hospital from November, 1 to November, 10.

5. 가능하면 빨리 O수술을 받아야 합니다.

   The patient needs to undergo a/an O (operation name) as quickly as possible.

6. 환자는 가능하면 빨리 CAG수술을 받아야 합니다.

   The patient needs to undergo a CAG as quickly as possible.

Part

3

진료과
Medical Department

01. 안과 Ophthalmology

02. 치과 Dentistry

03. 산부인과 Obstetrics & Gynecology

04. 이비인후과 Otorhinolaryngology / ENT (Ear Nose Throat)

05. 소아과 Pediatrics

06. 외과 General Surgery

07. 피부과 Dermatology

08. 성형외과 Plastic Surgery

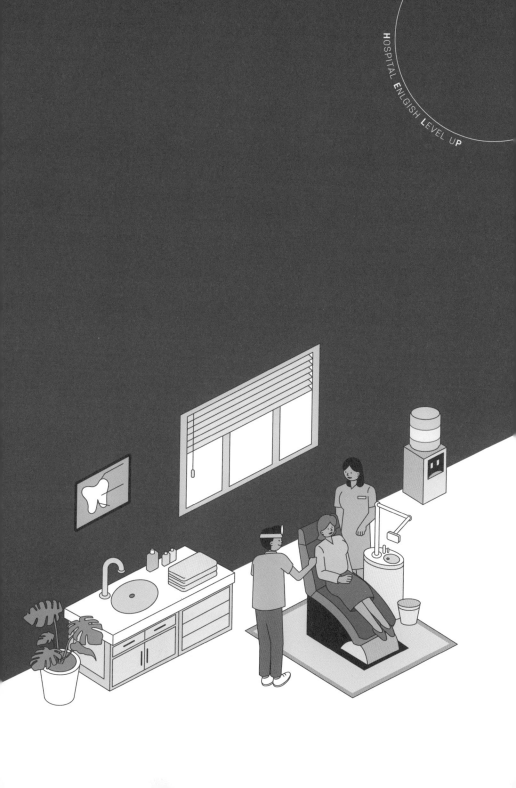

01 안과 Ophthalmology

성함이 OOO 씨 맞으신가요?

Mr. /Ms. OOO (Family Name)?

고객카드 작성 부탁드립니다.

Please fill out the patient's form.

눈이 어떻게 불편하신가요?

What kind of symptoms are you experiencing today?

검사 소요시간은 O분(시간) 정도 소요됩니다.

The examination will take O minutes (hours).

검사의자에 앉아주세요.

Please take a seat.

→ **시력측정** To Measure Eye Sight

시력측정을 하겠습니다.

I'm going to measure your eye sight.

왼(오른)쪽 눈을 가려주세요.

Please cover your left (right) eye.

제가 가리키는 것을 읽어주세요.

Please tell me what I am pointing to.

→ 시야검사 To Measure the Eye Field

이곳에 턱과 이마를 붙여주세요.

Please put your chin and forehead here.

정면을 쳐다봐주세요.

Please look straight ahead.

중간에 점이 움직일 것입니다.

A spot will move in the middle of the circle.

점을 따라 눈동자를 움직여주세요.

Please watch (follow) the spot with your eyes.

반짝임이 보이면 버튼을 눌러주세요.

If you see a blinking spot, press the button.

눈을 깜박여 주세요.

Please blink.

절대로 생겨나는 불빛을 눈으로 따라가지 마세요.

Please don't let your eyes wander to the other lights.

→ 안압측정(IOP) Eye Pressure Measurement

눈을 감아주세요.

Please close your eyes.

검사를 위해 마취 안약을 넣겠습니다.

I'm going to put in local anesthetic eye drops.

눈을 깜박여 주세요.

Please blink.

측정기계가 눈동자에 닿을 것입니다.

The monometer will touch your pupil.

아픈 것이 아니니 놀라거나 움직이지 마세요.

Don't worry. It's not painful. Please don't be alarmed and try not to move.

눈을 깜박이지 마시고 눈을 떠주세요.

Please try not to blink and keep your eyes open.

왼쪽 눈을 먼저 측정하겠습니다.

I will measure the left eye first.

오른쪽 눈을 측정하겠습니다.

I will measure the right eye.

→ 라식수술 전 LASIK Pre-Op Test

평소 렌즈를 착용하시나요?

Do you usually wear contact lenses?

라식검사 전 소프트렌즈는 O주일 정도 착용 중지해 주셔야 합니다.

You must not wear soft lenses (them) for O weeks before the test.

라식검사 전 하드렌즈는 O주일 정도 착용을 중지해 주셔야 합니다.

You must not wear hard lenses (them) for O weeks before the test.

안약 사용 시 부작용, 알레르기가 있습니까?

Have you ever had an allergic reaction to eye drops?

치료 중인 질환이 있습니까?	Are you currently undergoing any medical treatment?
약에 대한 부작용이 있습니까?	Are you allergic to any medications?
렌즈는 언제부터 착용했습니까?	When did you first start wearing contact lenses?
당뇨나 고혈압이 있으신가요?	Do you have diabetes or hypertension?
복용 중인 약이 있습니까?	Are you currently taking any medication?

→ 라식수술 검사, 굴절검사 ARK (Auto Ref-Keratometer)

이 검사는 눈의 굴절검사입니다.	The purpose of this test is to measure your eye's refraction.
이곳에 턱과 이마를 붙여주세요.	Please put your chin and forehead here.
정면에 빨간색 집이 보이시나요?	Can you see the house in the middle of monitor?
그것만 편안히 보고 계시면 됩니다.	Please look at it and relax.
눈꺼풀을 올려 드리겠습니다.	I'm going to gently lift your eyelid.

→ 라식수술 검사, 동공크기검사 Pupil Size Test

이 검사는 동공크기를 측정하는 검사입니다.	**The purpose of this test is to measure your pupil dilation.**
동공이 어둠 속에서 얼마나 커지는지 그로 인해 빛 번짐 현상이 얼마나 심한지 알아보는 검사입니다.	**This test will check how much your pupil dilates in the dark. You should be able to see halos around images.**
안에 보시면 희미한 빨간 점이 있습니다.	**Can you see the red beam?**
그 점만 보시면 됩니다.	**Please look at it.**

→ 라식수술 검사, 안저검사 Funds Examination

이 검사는 눈 속 사진을 찍는 검사입니다.	**The purpose of this test is to take pictures of your inner eye.**
망막 쪽 시신경부분 및 황반부 사진을 찍는 겁니다.	**We will take a picture of your optic nerve, retina and centrocecal.**
코 쪽 방향으로 초록색 불빛이 깜박이는 게 보이죠?	**Can you see a green light flickering around your nose?**
그것만 보고 있으면 됩니다.	**Please look at it.**

52

사진을 찍는 검사라 플래시가 터집니다. 놀라지 마세요.	This examination requires taking a picture, so please don't be alarmed when you see a flash.

→ 라식수술 검사, 안압검사 IOP (Intra - Ocular Pressure)

이 검사는 눈의 안압검사입니다.	The purpose of this test is to measure your eye's intra-ocular pressure.
이곳에 턱과 이마를 붙여주세요.	Please put your chin and forehead here.
정면에 초록색 불빛 보이시나요?	Can you see the green beam?
그것만 편안히 보고 계시면 됩니다.	Please look at it and relax.
바람이 나갑니다. 놀라지 마세요. 깜박이지 마세요.	Air will be blow into your eyes. Please don't be alarmed and try not to blink.

→ 라식수술 검사, 시력검사 Vision Test

시력검사입니다.	The purpose of this test is to measure your eye sight.
왼쪽(오른쪽) 눈을 가려주세요.	Please cover your left(right) eye.
눈을 찡그리지 마시고 보이는 대로 읽어주세요.	Please don't squint. Read them aloud when you can see.

눈을 찡그리지 말고 보일 때까지 앞으로
걸어와 주세요.

Please walk forward until you can
see the numbers (letters).

→ 라식수술 검사, 각막CT검사 Cornea CT scan

이 검사는 각막 CT 촬영입니다.

This examination is a CT scan of your
corneas.

각막두께 및 전안부를 비롯하여
총 O가지의 수치가 나오는 매우 중요한
검사입니다.

This is a very important examination
to give us O different measurements,
in categories like cornea thickness
and anterior length.

절대 눈을 깜박이시면 안 되고
크게 떠주셔야 합니다.

Please keep your eyes open and try
not to blink.

머리을 고정시켜드리겠습니다.

I'll keep your head steady.

검은 천을 씌워드리겠습니다.

I'll now cover your eye with a black
cloth.

→ 라식수술 검사, 산동검사 Mydriasis Test

동공을 크게 키워 망막주변부를 검사하는
것입니다.

The purpose of this test is to dilate
and widen your pupils in order to
allow more light to reach the retina.

안약을 넣어서 검사하는데 안약 때문에
O시간 정도는 근거리, 원거리를 보는 게
불편하시고 운전을 하면 안 됩니다.

We will use eye drops for this test.
After the test your vision may be
unclear for O hours. Also you must
not drive today.

→ 라식수술 검사, 쉬르머테스트 Schemer's Test

눈물 분비검사입니다.

The purpose of this test is to check if your eyes produce enough tears to keep them moist.

테스트 용지를 꽂아 드리겠습니다.

I will place paper strips under your eyelid.

5분만 눈을 감고 계세요.

Please close your eyes for about 5 minutes.

이물감이 느껴질 수 있습니다.

You will feel some mild discomfort.

눈을 감은 채로 눈동자를 굴리지 마세요.

Please close your eyes and try to relax your eyes.

읽어보시고, 동의서 확인 부탁드립니다.

Please carefully read this consent form and sign.

주의사항 용지입니다. 읽어보시고 지켜주세요.

This is a list of instructions. Please read it and follow the instructions.

→ 수술실 In the Operation Room

침대에 누워주세요.

Please lie on the bed.

수술을 위해 마취 안약을 넣을게요.

I will now put some anesthetic drops in your eyes.

마취주사를 놓을게요.

I will now give you an anesthetic injection.

움직이지 마세요.

Please try not to move.

→ 수술 후 After the Operation

O시간 뒤에 안대를 제거해 주세요.

You can take off the eye patch in O hours.

수건을 따로 쓰고 술을 드시면 안 돼요.

Please do not share a towel with anyone or drink any alcohol.

수술 후 눈을 세게 비비지 마세요.

Avoid rubbing your eyes excessively or vigorously after the surgery.

인공누액을 자주 넣어주세요.

Please use eye drops frequently.

02 치과 Dentistry

→ **대기실, 사진촬영** In the Wating Room, Dental X-ray

Brian님 잠시만 앉아서 기다려 주세요.	Mr. Brian, please take a seat and wait.
Jinny님 진료실 안으로 들어오세요.	Ms. Jinny, please come in.
진료 전에 엑스레이 사진 한 장 찍을게요.	You need an X-ray before the examination.
촬영을 위해 모든 금속물을 제거해 주세요.	Please remove all metallic objects such as jewelry and piercings and put them here.
여기 자리에 앉아주세요.	Please have a seat.
의자(구강체어)가 뒤로 넘어갑니다.	The dental chair will move/tilt backwards.
조금만 위로 올라와주세요.	Please sit up in your seat.
입을 벌려, "아"소리내어 주세요.	Please open your mouth and say "Ah."
물을 입안에 뿌리겠습니다.	I will spray some water into your mouth now.

바람을 입안에 뿌리겠습니다.	I will spray some air into your mouth now.
입을 다물어 주세요.	Please close your mouth.
얼굴에 소독포를 덮겠습니다.	I will cover your face with a sterile cover now.
개구기를 입안에 넣겠습니다.	I will place a dental gag into your mouth.
조금 불편하시겠지만 조금만 참아주세요.	Please try to relax and breathe normally to alleviate any potential discomfort.
왼쪽(오른쪽)으로 얼굴을 돌려주세요.	Please turn your face to the left (right).
치아 사진을 찍겠습니다. 움직이지 마세요.	I will take a picture of your teeth. Please don't move.
입안에 개구기를 제거하겠습니다.	I will remove the dental gag.
입을 크게 벌려 주세요.	Please open your mouth wide.
의자 올라갑니다.	The chair will tilt upwards now.
입 한번 헹궈주세요.	Please rinse your mouth.

수고하셨습니다.	Well done, thank you.

→ 스케일링 Scaling

스케일링을 받아본 적이 있으신가요?	Have you ever had scaling done?
입을 벌려, "아"소리 내 주세요.	Please open your mouth and say "Ah."
물을 입안에 뿌리겠습니다.	I will spray water into your mouth.
O분 정도가 소요될 예정입니다.	It will take O minutes.
만약 스케일링 중에 아프시면 손을 들어 주세요.	If you feel pain during the scaling, please raise your hand.
위쪽부터 먼저 하겠습니다.	I will scale your upper row of teeth first.
얼굴을 왼쪽으로 돌려주세요.	Please turn your head to the left.
얼굴을 오른쪽으로 돌려주세요.	Please turn your head to the right.
입을 헹궈주세요.	Please rinse your mouth.
치아가 시린가요?	Do any of your teeth feel sensitive?

아래쪽 부분을 하겠습니다.

I will scale the bottom teeth now.

입을 헹궈주세요.

Please rinse your mouth.

수고하셨습니다.

Well done, thank you.

→ 스케일링 후 주의사항 Caution after Scaling

식후에 치실 질을 하기를 권해드립니다.

We recommend that you use dental floss after every meal.

O일 동안 술, 담배, 커피를 금하길 권해드립니다.

We recommend that you avoid drinking, alcohol and coffee or smoking for O days.

차가운 음식을 금하길 권해드립니다.

We recommend that you avoid eating cold foods.

O일 동안 이가 시릴 수 있습니다.

Your teeth will feel sensitive for O days.

→ 임플란트 시술 후 주의사항 Post Implant Procedure Instructions

임플란트 시술 부위를 혀로 건드리지 마세요.

Please don't touch or put your tongue on the implant site

몇 일 동안 피가 날 수 있으니 걱정하지 마세요.

Your spit might be bloody for a couple of days. Please don't be concerned.

세수를 하거나 면도를 할 때, 임플란트 시술 부위를 건드리지 마세요.

Please don't touch the implant site when you wash your face or shave.

양치질을 할 때 임플란트 시술 자리를 건드리지 않도록 조심하세요.

Please be careful not to touch the implant site when you brush your teeth.

하루 이틀 말씀을 삼가는 게 좋아요.

Try to avoid speaking as much as possible for a couple of days.

입안에 있는 거즈는 O시간 동안 물고 있어 주세요.

Please bite down on the gauze for O hours.

O일 동안 부기를 가라앉게 하기 위해서 냉찜질을 하는 것을 추천해 드립니다.

To reduce the swelling, I recommend applying an ice-pack for O days.

음주나 흡연의 경우 매우 유해한 영향을 줄 수 있습니다.

If you drink or smoke, it can lead to very harmful effects.

O일 동안 냉찜질을 해주세요.

Please gently massage your face with an ice-pack for O days.

냉찜질을 O분 동안 하고 쉬고, 반복해 주세요.

Please apply an ice-pack for O minutes, take a break and then repeat.

하루에 냉찜질을 O번 해주세요.

Please apply an ice-pack O times per day.

코를 세게 불거나 빨대를 사용하는 것을 금합니다.	Please avoid blowing your nose or using a straw.
실밥을 뽑을 때까지, O일 동안 음주, 흡연을 금해야 합니다.	Please avoid drinking and smoking for O days after your stitches are removed.
일주일 동안 구강청결제로 입을 헹궈주세요.	Please rinse your mouth with mouthwash for 1 week.
극심한 통증이 있으면 연락을 주세요.	If you experience severe pain, please contact us.
통증이 심하면 약을 복용하는 것이 좋습니다.	If you experience severe pain, please take painkillers.
하루 이틀 동안은 찬 죽이나 수프를 먹는 것이 좋습니다.	For a couple of days, it's best to have soft food such as cold porridge or soup.
O주일 동안 가볍고 부드러운 유동식 음식을 먹는 게 좋습니다.	It's best to eat a light and soft diet for O week(s).
식사는 수술한 반대편으로 하셔야 합니다.	Please chew on the opposite site of your mouth from the operation site.
충분한 휴식을 취하는 것이 가장 좋습니다.	The most important thing is to get plenty of rest.

O주 동안 사우나를 피해주세요.
샤워는 괜찮습니다.

Please avoid using a sauna for
O week(s). Taking a shower is ok.

→ 신경치료 Nerve (Root Canal) Treatment

처음 신경치료 후에는 통증이 있을 수
있습니다.

After the treatment, you will feel
some pain.

많이 아프시면 진통제를 드셔도
괜찮습니다.

If you have severe pain, please take a
painkiller.

신경치료 중인 왼쪽(오른쪽)으로는
씹으면 안 됩니다.

For the duration of the nerve (root
canal) treatment of your left(right)
tooth, please don't chew on that
side.

치료 중인 치아는 약하기 때문에
깨질 수 있습니다.

The tooth being treated is much
weaker than a normal tooth. It can
break easily.

치료 중인 치아 반대편으로 식사를
해주셔야 합니다.

Please chew on the side of your
mouth which is not being treated.

임시충전재가 탈락될 수도 있습니다.

The temporary filling material could
fall out.

그럴 경우에는 치과에 방문해
재충전해주셔야 합니다.

If the temporary sealing material
falls out, please come back to the
hospital for refilling.

신경치료는 하루에 끝나는 게 아닙니다.	This nerve canal treatment will take more than one day.
최소 O번 정도 치료를 받으셔야 합니다.	You should have treatment at least O times.
신경치료를 한 치아는 약해지기 때문에 충격에 의해 쉽게 깨질 수 있습니다.	The tooth which had nerve (a root canal) treatment is weaker than a normal tooth. If there is any impact, it can break easily.
그렇기 때문에 보철을 꼭 해주셔야 합니다. 재료는 금, 올세라믹 등으로 선택할 수 있습니다.	So, you will need to have a dental crown fitted. You can choose from porcelain-fused-to-metal, gold or all-ceramic.

→ **치아교정** Orthodontic

치아교정 과정 The Procedure of Orthodontics

검사 **Consultation** → 진단 **Diagnosis** → 치료계획 **Make a Plan** → 치료 **Treatment** → 유지 **Retain**

→ **치아교정- 본딩 부분** Orthodontic - Dental Bonding

의자에 앉아주세요.	Please have a seat.
그동안 잘 지내셨어요?	How have you been?
오늘 장치 붙이는 약속 맞으시죠?	Today is your appointment date to attach the dental bonding, right?

64

장치는 어떤 걸로 붙이기로 결정하셨습니까?	Have you decided on the material?
의자(구강체어)가 뒤로 넘어갑니다.	The dental chair will now tilt back now.
치아표면을 깨끗하게 닦겠습니다.	First, I will clean and polish your teeth.
개구기를 입안에 넣겠습니다.	I'll put a dental gag into your mouth now.
바람을 입안에 뿌리겠습니다.	I will spray some air in your mouth now.
치아에 에칭을 바릅니다.	I'll etch your teeth with hydrofluoric acid.
O분만 있다 씻어내겠습니다	I'll rinse your mouth for O minutes.
씻어 낼 때 약품 맛이 조금 쓰고 안 좋을 수 있습니다.	When I rinse the medicine, it may taste bitter.
씻어내겠습니다.	I'll rinse your mouth with water.
본딩제를 표면에 바르겠습니다.	I'll apply the bonding agent to your teeth.

큐링라이트로 큐링 작업을 하겠습니다.

I'll beam a dental curing light onto your teeth.

장치를 부착하겠습니다.

I'll fix a bracket onto your teeth.

→ **주의사항** Post Caution

처음 장치를 붙이고 나면, 치아가 움직이기 시작하면서 통증이 생길 수 있습니다.

When you get braces and your teeth move, you will feel a slight to moderate amount of pain.

장치로 인해 입안에 상처가 생길 수 있습니다.

The braces may cut or irritate your gums.

장치로 인해 많이 아픈 부위는 드린 왁스를 사용해 주세요.

If you feel severe pain, please apply some wax.

양치질은 교정 전보다 더 꼼꼼히 신경 써서 잘해야 합니다.

Please brush your teeth more carefully than before.

예약날짜 전에 장치가 떨어지거나 불편감이 있으면 병원으로 연락을 주세요.

If the device comes off or you feel discomfort before your next appointment, please contact the hospital.

치과에 가서 많이들 보셨죠?

정식 명칭은 구강체어, 영어로는 Dental Chair
의자를 포함한 전반적인 모든 장비는 Dental Chair Unit라고 칭합니다.

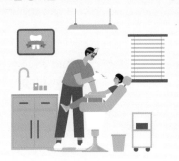

→ **치아교정 - 월별체크 시** Orthodontic - Monthly Check-Up

의자에 앉아 주세요.	**Please have a seat.**
그동안 불편한 점은 없으셨나요?	**How are you?** **Did you have any pain or discomfort?**
와이어나 브라켓이 찌르거나 무언가 풀린 것 같은 문제가 있었나요?	**Did you have any problems like wires** **or bracket pinching or has anything** **come lose?**
구강 체어가 뒤로 넘어 갑니다.	**The dental chair will tilt back now.**
스케일링을 진행하겠습니다.	**I will scale your teeth now.**
만약 스케일링 중에 아프시면 손을 들어 주세요.	**If you feel pain during the scaling,** **please raise your hand.**

얼굴에 소독포를 덮겠습니다.

I will now cover your face with a sterile cover.

입술에 바세린을 바르겠습니다.

I will apply Vaseline on your lips.

찔리는 부분이나 불편한 부분이 있나요?

Did you have any discomfort like pinching?

혀로 이쪽저쪽 다 움직여 보시겠어요?

Please move your tongue.

소독포를 걷겠습니다.

I will take off the sterile cover.

입 한번 헹궈주세요.

Please rinse your mouth.

수고하셨습니다.

Well done, thank you.

→ 전반적인 검사 Comprehensive Orthodontic Examination

X-ray	얼굴사진(정면/측면)	Facial Photographs (Frontal / Lateral)
	파노라마	Dental Panorama
	치아 표준 X-ray (치아뿌리 상태 확인)	Teeth X-ray (To Check Root Condition)
	턱관절사진	Temporomandibular Joint
	수완부사진	Hand and Wrist
진단모형		Dental Plaster (Plaster Teeth Mold)
진단		Diagnosis
치료	충치치료	Cavity Treatment
	잇몸치료	Gum Treatment
	발치	Tooth Extraction
유지	유지장치	Retainer
	가철식 유지장치	C-Retainer
	접착식 유지장치	Bonded Retainer

03 산부인과 Obstetrics & Gynecology

→ **진료 전** Before Seeing the Doctor

성함이 Ms.Kathy씨 맞으신가요?	**Are you Ms.Kathy?**
몇 가지 질문을 하겠습니다.	**I am going to ask you some questions.**
어디가 불편해서 오셨습니까?	**Why have you come to see the doctor today?**
증상이 어떠십니까?	**What are your symptoms?**
싱글인가요? 결혼을 하셨나요?	**Are you single? Are you married?**
성교 경험이 있으신가요?	**Have you been sexually active in the past?**
유산을 한 경험이 있으신가요?	**Have you ever had an abortion or a miscarriage?**
자연유산인가요? 수술을 했나요?	**Was it natural or surgical?**
자녀가 있나요?	**Have you ever given birth?**
몇 명인가요?	**How many times have you given birth?**

출산은 자연분만인가요?	Have you ever had natural birth?
출산은 제왕절개를 했나요?	Have you ever had a cesarean delivery?
산부인과적 수술을 한 적이 있나요?	Have you ever had any gynecological surgeries?
생리는 몇 살 때 시작했나요?	How old were you when your period started?
폐경은 몇 살 때 하셨나요?	When did your menopause begin?
마지막 생리시작일은 언제인가요?	When did your last period start?
생리는 규칙적(불규칙적)인가요?	Do you have regular (irregular) periods?
생리 사이클은 어떻게 되나요?	Please describe your menstrual cycle.
생리 때 양은 많은(적은)가요?	Do you bleed heavily(lightly) during your period?
생리 시 생리기간은 평균 O일인가요?	How many days does your period last?
생리 시 생리통이 심한가요?	Do you have painful periods?

피임약은 복용 중이신가요?

Are you taking birth control?

피임도구를 사용하고 계신가요?

Are you using an IUD (Intra Uterine Device)?

자궁경부암 검사를 원하시나요?

Do you want to have a pap smear?

질 초음파 검사를 원하시나요?

Do you want to have a vaginal sonogram?

화장실에서 소변을 한 번 보신 후,
검사실로 들어가겠습니다.

Please urinate and then go to the examination room.

→ **진료실** At the Doctor's Office

속옷을 벗고 검사치마로 갈아 입어주세요.

Please remove your underwear and change into the hospital skirt.

검사 의자에 앉아주세요.

Please take a seat.

다리를 양쪽 의자에 올려놓으세요.

Please put your legs here.

의자에 기대어 주세요.

Please lean on the chair.

의자가 뒤로 넘어갑니다.

The chair will recline.

엉덩이와 다리에 힘을 빼주세요.	Please relax your buttocks and legs.
아래로 조금만 내려와 주세요.	Please move down a little.
의사선생님이 곧 올 겁니다.	The doctor will be here soon.
검사를 시작하겠습니다.	The doctor will start the test.
놀라지 마세요.	Please don't feel nervous or embarrassed.
힘을 주지 마시고, 힘 빼세요.	Please try to relax.
숨을 크게 쉽게 뱉으면 도움이 될 거예요.	If you breathe in and out deeply, it will help you relax.
질 경을 질 속에 넣겠습니다.	I will now insert a vaginal speculum to dilate your vagina.
따라서 해주세요, "아"	Please says "Ah.".
질 초음파 검사를 하겠습니다.	I will now take a trans-vaginal ultrasound.
불편하신 곳이 있으신가요?	Do you feel any discomfort?

오늘 약(질정)을 하나 넣었습니다.

The doctor put the vaginal tablet (pill) inside.

피가 비칠 수 있습니다.

You might bleed slightly.

질정을 넣어서 약간의 분비물이 생길 수 있습니다.

There might be some discharge caused by the vaginal tablet (pill).

팬티라이너를 사용해 주세요.

Please use a panty-liner.

소변검사가 필요합니다.

You need to have a urine test now.

혈액검사가 필요합니다.

You need to have a blood test now.

자궁경부암검사 결과는 O일 정도 걸릴 예정입니다.

It will take O days to get the results.

불임 Infertility

→ 진료 전 Before Seeing the Doctor

생리는 몇 살 때 시작했나요?

How old were you when your period started?

마지막 생리시작일은 언제인가요?

When did your last period start?

생리는 규칙적(불규칙적)인가요?

Do you have regular (irregular) periods?

생리 사이클은 어떻게 되나요?

Please describe your menstrual cycle.

생리 시 양은 많은(적은)가요?

Do you bleed heavily (lightly) during your period?

결혼은 언제 하셨나요?

When did you get married?

임신시도 기간은 얼마나 되나요?

How long have you been trying to get pregnant?

피임을 하신 적이 있나요?

Did you use any contraception in the past?

어떤 방법으로 피임을 했나요?

What kinds of contraception have you used?

얼마 동안 피임을 했나요?

Have long did you use that (those) method(s) of contraception?

임신한 경험이 있습니까? 몇 번인가요?	Have you ever been pregnant? How many times have you been pregnant?
유산을 한 경험이 있으신가요?	Have you ever had an abortion or miscarriage?
자연유산인가요? 수술을 했나요?	Was it natural or surgical?
인공유산 후 월경양의 변화가 있나요?	After the miscarriage, did your period pattern change?
분만하신 경험이 있나요?	Have you ever given birth?
자연분만이었나요? 제왕절개였나요?	Have you ever had natural birth? Have you ever had a cesarean delivery?
산부인과적 수술을 한 적이 있나요?	Have you ever had any gynecological surgeries/procedures?
진단받은 질환이 있나요?	Have you ever been diagnosed with any gynecological disease?
현재 복용하고 있는 약이 있나요?	Are you currently taking any medicine?
부부관계는 일주일에 몇 번 하나요?	How frequently do you have sexual intercourse in a week?

부부 관계 시 통증을 경험한 적이 있나요?	Have you ever felt any pain during sexual intercourse?
성생활의 문제를 경험한 적이 있나요?	Have you ever had any difficulty with sexual intercourse?
유즙 분비를 경험한 적이 있나요?	Have you ever had a milky vaginal discharge?
골반통이 있나요?	Have you ever had any pelvic pain?
생식기에 감염이 된 적이 있나요?	Have you ever had a sexually transmitted disease?

여성 난임검사 Tests for Females	남성 난임검사 Tests for Males
기본검사 Routine Lab	호르몬검사 Hormone/ Blood Test
호르몬검사(혈액) Hormone Test (Blood Test)	일반정액검사 Semen Analysis
FSH, LH, E2, Prolactin, TSH	기형정자검사 Strict Morphology Test
초음파에 의한 배란검사 Ultrasonography	항정자항체검사 Anti-Sperm Antibody Test
자궁난관조영술 Hysterosalpingography	정자DNV 손상검사 Comet Assay
성교 후 점액검사 PCT (Post Coital Test)	정자생성 관련 유전자결손검사 DAZ Test
자궁내막조직검사 Endometrial Biopsy	고환조직검사 Testicular Biopsy
자궁경검사 Hysteroscopy	음낭초음파검사 Scrotal Ultrasound
진단복강경검사 Laparoscopy	직장초음파검사 Rectal Ultrasound

04 이비인후과
Otorhinolaryngology / ENT (Ear Nose Throat)

성함이 Ms.Kathy씨 맞으신가요?

Are you Ms.Kathy?

검사의자에 앉아주세요.

Please take a seat.

→ 청력측정 Measure Hearing

청력 검사실로 들어가주세요.

Please go into the examination room.

이어폰을 써주세요.

Please put on these earphones.

(측정)버튼입니다.

This is a measurement button.

소리가 들리는 쪽의 버튼을 눌러주세요.

When you hear a sound in your left or right ear, please press the left or right button accordingly.

검사가 끝났습니다. 고맙습니다.

The test is finished.
Well done, thank you.

→ 후두내시경 Nasolaryngoscope

검사의자에 앉아주세요.	Please have a seat.
몸을 앞으로 숙여주세요.	Please bend forward.
얼굴을 들어주세요.	Please lift your head.
입을 벌려주세요.	Please open your mouth.
혀를 내밀어 주세요.	Please stick your tongue out.
거즈를 혀에 놓겠습니다.	The doctor will put some gauze on your tongue.
혀를 잡겠습니다.	The doctor will grasp (grab) your tongue.
후두내시경 기계를 목 안에 넣겠습니다.	The doctor will insert the nasolaryngoscope down your throat.
구역질이 날 수 있습니다.	You may feel like nausea.
잠시만 참아주세요.	Please try to remain calm and relaxed.
움직이지 마세요.	Please try not to move.

저를 따라해 주세요, "에"

Please follow me, say "Eh".

숨을 들이쉬세요.

Please breathe in.

검사가 끝났습니다. 고맙습니다.

The test is finished. Well done, thank you.

→ 비인강내시경 Nasopharyngeal Endoscope

의자에 앉아서 뒤로 기대어 주세요.

Please have a seat and lean back.

코에 스프레이를 뿌립니다.

I will spray air into your nose.

숨 참으세요.

Please hold your breathe.

"아."라고 소리 내어 보세요.

Please say "Ah".

코 안을 자세히 보겠습니다.

I will examine your nose.

고개를 돌리지 마세요. 불편한 점이 있으면 손으로 올려서 알려 주세요.

Please don't move your neck.
If you feel discomfort, please let us know by raising your hand.

입으로 숨 쉬세요.

Please breathe through your mouth.

움직이지 마세요.

Please try not to move.

검사가 끝났습니다. 고맙습니다.

It is finished. Well done, thank you.

05 소아과 Pediatrics

아이의 이름이 어떻게 되나요?

What's your child's name?

처음이신가요? 오신 적이 있으신가요?

Is it your first time here?

원하는 진료과장이 있으신가요?

Which doctor do you want to see?

키와 몸무게를 측정하겠습니다.

We need to measure your height and weight.

신발을 벗고 기계에 올라서 등을 기대고 서주세요.

Please take your shoes off, stand on the machine and press your back against the machine.

신발을 신고 자리로 돌아가 기다려주세요.

Please put your shoes back on and go back to your seat and wait.

차례가 되면 진료실에서 성함을 부를 겁니다.

When it is your turn, the nurse will call your name.

차례가 되면 앞에 표지판에 성함이 뜰 겁니다.

When it is your turn, you will see your name on the sign/screen.

O 예방접종을 맞은 적이 있으신가요?

Has your child had a/an O vaccination?

O 예방접종 몇 차인가요?	**Have many O vaccinations has your child had?**
예방접종 카드를 가지고 오셨나요?	**Did you bring your vaccination record card?**
예방접종 카드를 보여주세요.	**Please show it to me.**
아이가 설사를 했나요?	**Has your child had diarrhea recently?**
아이가 구토를 했나요?	**Has your child had vomiting recently?**
아이가 열이 있었나요?	**Has your child had a fever recently?**
해열제를 먹었나요?	**Did your child take any anti-fever (fever-reducing) medicine?**
먹는 거를 평소대로 잘 먹나요?	**Has your child been eating normally lately?**
잠을 잘 잤나요?	**Has your child been sleeping well lately?**
기침을 하나요?	**Does your child have a cough?**
가래가 있나요?	**Has your child had sputum (phlegm) recently?**

아이가 언제부터 증상이 있었나요?	When did the symptoms start?
태어날 때 자연분만이었나요?	Did you have a natural birth?
태어날 때 제왕절개였나요?	Did you have a cesarean delivery?
태어날 때 몸무게가 어떻게 되나요?	How much did your baby weigh at birth?
엄마나 아빠가 담배를 피우나요?	Are you a smoker? How about your husband?
집에 고양이나 강아지 등 애완동물을 키우나요?	Do you have a pet, like a cat or dog in your home?
알레르기에 대한 가족력이 있나요?	Do you have any family history related to allergies?

06 외과 General Surgery

항문경 검사 Anoscopy	소독 Put on a Dressing
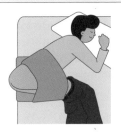	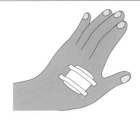

항문경 검사 Anoscopy

1. 침대에 누워 그림처럼 자세를 취해주세요.
   Please lie on the bed in the position shown in the picture.

2. 벽을 쳐다보고 몸을 옆으로 누워, 최대한 배 가까이로 무릎을 올려주세요.
   Please look at the wall and lie on the left side. Bend and raise your knees toward your abdomen.

3. 엉덩이는 침대 바깥으로 내밀어 주세요.
   Please move your buttocks toward the outside of the bed.

4. 항문에 소독용 젤을 바르고, 항문 안으로 항문경을 천천히 삽입하겠습니다.
   The doctor will apply gel to your anus and insert the anoscope slowly.

5. 항문경 검사 시 "아" 하고 배로 소리를 내주세요.
   When the anoscopy is inserted, please say "Ah".

소독 Put on a Dressing

1. 반창고(거즈)를 떼겠습니다.
   I will take off the bandage (gauze).

2. 소독볼(베타인)을 이용하여 상처(수술)부위를 소독한다.
   I will put on (apply) a dressing with Betadine.

3. 반창고를 붙이겠습니다.
   I will put on a bandage (gauze).

4. 실밥제거 다음 달부터 샤워는 가능합니다. 탕 목욕(대중탕)은 1주일 후부터 가능합니다.
   The day after your stitches are removed, you are permitted to take a shower. But a bath is not permitted for one week.

→ 좌욕 How to Take a Sitz Bath

1. 따뜻한 수돗물을 대야에 절반가량
   붓고 항문을 담급니다.

Step 1: Pour warm water into a big
bowl and immerse your lower
body.

2. 1회 3분 정도로 시행하며 5분을
   초과하지 않는 것이 좋습니다.

Step 2: Take a sitz bath for 3 minutes
at a time. Don't stay in the
water for more than
5 minutes.

3. 1일 4회 이상이 좋으며 항문 괄약근
   긴장이 발생할 수 있고 불결해지기
   쉬운 아침 배변 직후와 취침 전에
   반드시 시행합니다.

Step 3: Taking a sitz bath up to 4
times per day will help relieve
any pain or discomfort.
You should take a sitz bath
right after having a bowel
movement in the morning
and before going to bed.

4. 좌욕 후 맑은 물로 가볍게 헹군 후
   부드러운 타올로 항문 주위를
   건조시키며 헤어 드라이기의 시원한
   바람으로 습기를 완전히 말립니다.

Step 4: After taking a sitz bath, rinse
with clean water and dry with
a towel. Or if you can, use
a hair-dryer on the coolest
setting.

5. 좌욕을 할 수 없을 경우에는 따뜻한
   물로 마사지를 해줘야 합니다.

Step 5: If you don't have enough time
for a shower, spray or bathe
the area with warm water.

→ 맘모톰 시술 Mammotome

1. 침대에 편안하게 누우세요.

1. Lie on the bed.

2. 시술부위를 소독하겠습니다.

2. Clean the procedure site.

3. 시술부위를 가는 바늘로 부분 마취제를 주입하겠습니다(벌에 쏘인 것 같은 느낌이 들 수 있어요).

3. Inject a local anesthetic (You may feel pinch or a sting for a few seconds).

4. 시술부위에 3 mm 절개를 하고 탐침을 삽입합니다.

4. Make a very small cut in the skin 3 mm to allow the biopsy needle to pass through.

5. 초음파를 보면서 병변의 일부를 얻거나 전체를 절제합니다.

5. With the breast sonogram, obtain a tissue sample or take out all lesions.

6. 시술부위를 압박하여 지혈하고 반창고를 붙입니다.

6. Compress the procedure site and apply a bandage.

→ 갑상선세침흡인검사 FNA (Fine Needle Aspiration)

1. 침대에 편안하게 누우세요.

1. Lie on the bed.

2. 시술 부위를 소독하겠습니다.

2. Clean the procedure site.

3. 시술부위를 가는 바늘로 부분 마취제를 주입하겠습니다(벌에 쏘인 것 같은 느낌이 들 수 있습니다).

3. Inject a local anesthetic(You may feel a pinch or a sting for a few seconds).

4. 가느다란 바늘로 조직의 세포를 흡인하겠습니다.

4. Allow the biopsy needle to pass through.

5. 시술 후 5분 정도 지그시 눌러주세요. (압박을 통한 출혈예방)

5. Press the procedure site for 5 minutes to prevent bleeding.

→ 유방조직검사 VABB (Vacuum-Assisted Breast Biopsy)

1. 침대에 편안하게 누우세요.

1. Lie on the bed.

2. 시술부위를 소독하겠습니다.

2. The procedure site has been cleaned.

3. 시술부위를 가는 바늘로 부분 마취제를 주입하겠습니다(벌에 쏘인 것 같은 느낌이 들 수 있습니다).

3. A local anesthetic is injected (You may feel pinch a sting for a few seconds).

4. 시술부위에 biopsy gun을 삽입하여 일부 조직을 채취하겠습니다.

4. The biopsy needle is inserted and a sample is obtained.

5. 시술부위에 반창고를 붙인 후, 15분 정도 압박하여 지혈해 주세요.

5. The patient must apply pressure to the procedure site for 15 minutes to prevent bleeding.

→ 조직 검사 후 주의사항 Post biopsy Caution

조직 검사 후 출혈이 있을 수 있습니다.	After the biopsy, you may have bleeding.
대기실에서 O분간 검사 부위를 지그시 눌러주세요.	Please apply pressure for O minutes in the waiting room.
압박을 통해 출혈을 예방할 수 있습니다.	Pressure helps to prevent bleeding.
반창고는 O시간 뒤에 제거하세요.	Please take off the bandage after O hours.
검사부위가 붓거나 멍울 또는 멍이 드는 현상이 있을 수 있습니다.	You may have swelling, a lump or a bruise on the procedure site.
검사 당일은 샤워를 하지 마세요.	You are not permitted to take a shower on the day of the procedure.
검사 다음날부터 샤워는 가능합니다.	You are permitted to take a shower the day after the procedure.
검사부위에 방수테이프를 붙였습니다.	I have applied a waterproof bandage.
방수테이프 제거 후 검사부위에 연고를 발라주세요.	After taking off the bandage, please apply the ointment.
일상생활에는 지장이 없습니다.	Normal activities are allowed.

O일 동안 격한 운동은 피해 주세요.

Please avoid strenuous exercise.

검사결과는 O일 뒤에 나옵니다.

It will take O days to get the results.

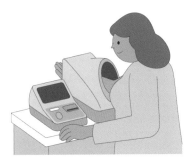

1. 몸에 힘을 빼고 편안한 상태를 유지하세요.

   1. Please sit on the chair and relax.

2. 사진에 나와 있는 것처럼 기계에 손을 올바르게 넣어주세요.

   2. Please put your arm into the machine according to the directions on the board.

   – ↑ 화살표 방향으로 팔을 넣어주세요.
   Please place your arm according to the arrow ↑.

3. 측정 스위치 버튼을 누르세요.

   3. Please press the "측정(Measurement or Start)" button.

   – 측정 중에는 몸을 움직이거나 말을 하면 안 돼요.
   While measuring, please don't move or talk.

4. 측정값을 확인하세요.

   4. Please check your measurement.

   – 잠시 기다리시면, 측정종이가 출력됩니다.
   Please wait for a moment until the result paper has printed.

07 피부과 Dermatology

→ 주요용어

용어	영어	용어	영어
기미	**Melasma**	습진	**Eczema**
잡티	**Blemish**	발진	**Rash**
주근깨	**Freckle**	두드러기	**Hives**
점	**Mole**	아토피	**Atopy**
편평사마귀	**Verruca Plana (Wart)**	무좀	**Tinea Pedis (Athlete's Foot)**
모공	**Pore**	다한증	**Hyperhidrosis (Excessive Sweating)**
안면홍조	**Facial Flushing**	암내	**Axillary Osmidrosis (Excessive Body Odor)**
여드름	**Acne**	화상	**Burns**
여드름흉터	**Acne Scars**	동상	**Frostbite**
튼살	**Striae Distensa (Stretch Marks)**	문신제거	**Tattoo Removal**
제모	**Hair Removal**	흉터제거	**Scar Treatment**
검버섯	**Lentigo (Liver Spot or Age Spot)**	눈썹문신	**Eyebrow Tattoos**
색소침착	**Pigmentation**	두피	**Scalp**

점을 빼고 싶어요.	I would like to remove this mole.
여드름 흉터를 없애고 싶어요.	I would like medical treatment for acne scars.
기미를 없애고 싶어요.	I would like to remove this melasma.
몸에 사마귀가 많아져요.	I have a number of warts (verruca planas) on my body.
코에 모공이 넓어서 치료받고 싶어요.	I would like to receive treatment for the enlarged pores on my nose.
여드름 자국으로 피부가 울퉁불퉁해요.	My skin texture is rough due to acne scars.
겨울이 되니 안면홍조가 더 심해지네요.	I'm experiencing increased facial flushing in winter.
화장으로도 기미가 가려지지 않아요.	I'm unable to cover these melasma with makeup.
요즘 얼굴 처짐이 신경 쓰여요.	I am bothered by the sagging skin on my face.
눈가에 주름이 자글자글해요.	I'm getting wrinkles around my eyes.
입가에 팔자주름이 깊어져서 걱정이에요.	I worried that my nasolabial folds are getting deeper.

머리카락이 자꾸 빠져요.

I have excessive hair loss.

머리 밑이 간지러워요.

My scalp is itchy.

머리 비듬이 많아졌어요.

I have excessive dandruff.

머리 두피를 누르면 통증이 있어요.

I experience pain when I press on my scalp.

08 성형외과 Plastic Surgery

→ 주요용어

용어	영어	용어	영어
복부성형술	Abdominoplasty	상안검 거근	Levator Palpebrae Superioris
혈종	Hematoma	전두근(이마근육)	Frontalis Muscle
임파부종	Lymphedema	전이술	Transfer
폐색전증	Pulmonary Embolism	각막노출	Cornea Exposure
비후성 반흔	Hypertrophic Scar	안구건조	Dry Eye
지방색전	Fat Embolism	결막낭종	Conjunctival Cyst
호흡부전	Respiratory Failure	사시	Strabismus
저교정	Under Correction	봉와직염	Cellulitis
과교정	Over Correction	고름	Pus
기도폐쇄	Respiratory Obstruction	(쌍꺼풀)풀림	Double Eyelid Reveling
경부불쾌감	Neck Discomfort	쌍꺼풀	Double Eyelid
무기폐	Atelectasis	봉입낭	Inclusion Cyst
간독성	Hepatotoxicity	봉합부 농양	Stich Abscess
신장독성	Renal Toxicity	안검외반	Ectropion
마취 삽관	Endobronchial Anesthesia	안검함몰	Palpebra Cupping
안검하수	Lid Ptosis	상안검	Upper Eyelid
토안증	Lagophthalmos	하안검	Lower Eyelid

용어	영어	용어	영어
상안검 성형술	Upper Blepharoplasty	부종	Edema
하안검 성형술	Lower Blepharoplasty	피부착색	Hyperpigmentation
눈물관	Lacrimal Duct	필러	Filler
내안각	Epicanthus	비대칭(짝짝이)	Asymmetry
자가 진피	Autogenous Dermis	실명	Blindness
연골이식	Cartilage Graft	운동장애	Motor Abnormality
피부괴사	Skin Necrosis	멍울	Lump
콧기둥	Columella	피부처짐	Loose Skin
피부 천공	Skin Perforation	복부변형	Abdomen Deformation
매부리코	Hump Nose	피부 불규칙	Irregular Skin
코끝 성형술	Tip Plasty	지방성형술	Lipoplasty
휜코 성형술	Corrective Rhinoplasty	지방이식술	Fat Graft
안장코	Saddle Nose	지방흡입술	Liposuction
비중격 만곡증	Nasal Septal Deviation	유방성형술	Mammaplasty
코중격 교정술	Septoplasty	유두부	Areoral Area
상악동염	Maxillary Sinusitis	상지의 감각이상	Upper Limb Paresthesia
간독성	Hepatotoxicity	피막 구축	Capsular Contracture
안면거상술	Face Lift	함몰	Depression
마비	Paralysis	돌출	Protrusion
써마지	Thermage	혈전정맥염	Thrombophlebitis

용어	영어	용어	영어
부종	Edema	유방 축소술	Breast Reduction
수유장애	Lactation	부기	Swelling
부유방	Accessory Breast	지혈효과	Hemostasis Effect
유방재건술	Breast Reconstruction	온찜질(냉찜질)	Hot Pack (Cold Pack)
탈장	Hernia	진통소염제	Anti-Inflammatory Drug
배꼽괴사	Navel Necrosis	항생제	Antibiotics
장액종	Seroma	악안면 성형술 후 주의사항	Precautions After Facial Bone Contouring Surgery
여성형 유방	Gynecomastia	하악 고정	Intermaxillary Fixation
피막 절제술	Capsulectomy	상하악 고정	Maxillomandibular Fixation
절개술	Canthotomy	지병(History)	Past History
얼음찜질	Ice Pack	눈밑 지방재배치	Fat Repostioning in Lower Blepharoplasty

유방촬영술이란? What is mammography?

모든 유방 질환 진단에 가장 기본이 되며 중요한 검사 방법입니다.
촬영방법은, 유방의 양 옆면과 상하를 특별히 제작된 플라스틱 판으로 누른 후 검사를 시행하며 많이 누를수록 유방이 납작해져서 방사선의 노출이 적고 유방의 내부가 잘 보여, 보다 더 정확한 진단에 도움이 됩니다. 유방을 누를 때 불편감이나 통증이 있을 수 있습니다.

Mammography is a basic and important method to diagnose breast diseases. During the procedure, each breast will be compressed from all sides by a specially customized plastic plate. Sufficient compression of the breast is required to reduce radiation exposure and obtain the best possible view of the inside of your breast. Compression of the breast can be uncomfortable or painful depending on breast tissue density.

보형물 시술자의 주의사항 Warning for Patients with Breast Implants

유방에 삽입된 인공 보형물이 노후 혹은 불량인 경우에는 촬영 시의 압박으로 심한 통증과 보형물의 손상이 있을 수 있습니다.

If breast implants are old or of low quality, compression during the mammography might lead to severe breast pain and implant damage.

위의 검사 방법 및 부작용에 대한 충분한 설명을 듣고 본인이 원하여 촬영을 할 경우, 보형물의 파손 및 기타 검사로 인한 불편에 대한 책임이 본원에 없음을 알려드립니다.

The hospital has fully explained the mammography method and precautions. I understood the procedure explanation, and I agree to undergo a mammography. I have been informed that breast implants may be damaged or discomfort may be caused by the procedure.

※날　　짜 **Date**:
※담 당 자 **Charge Staff Name**:　　　　　　　(**signature**)
※환 자 명 **Patient Name**:　　　　　　　(**signature**)
※대 리 인 **Agent Name**:　　　　　　　(**signature**)
※설명통역 **Translator Name**:　　　　　　　(**signature**)

Let's Talk and Practice

실제로 외국인 환자를 산부인과에서 만났을 때 어떤 대화를 주고 받을까요?

• At the Obstetrics & Gynecology Department

 오늘 어디가 불편해서 오셨어요?　　Why have you come here today?

 생리를 2달 동안 하지 않아서요.　　I haven't had a period for 2 months.

 임신가능성이 있으신가요?
임신테스트기를 이용해
보셨나요?

Is there any possibility that you could
be pregnant?
Have you taken a pregnancy test?

 사용해 봤습니다.
음성으로 나왔어요.

Yes, I have.
It was negative (not pregnant).

 마지막 생리일이 언제였나요?　　When did your last period start?

 1월 1일이었습니다.　　On January, 1st.

 이전에도 이런 적이 있었나요?　　Has your period ever been late before?

 네, 주로 생리가 불규칙해요.　　Yes, my period cycle is usually irregular.

 다른 증상이 있나요?　　Do you have any other symptoms?

 네, 아랫배에 찌르는 것 같은
통증이 있어요.

Yes, I have pain in my lower abdomen.
It feels like pinching.

산부인과에서 수술을 받으신 적은 있으신가요?

Have you ever had any gynecological surgeries?

 아니요 없습니다.

No, I haven't.

 잠시만 기다려 주세요.
진료를 곧 볼 수 있도록 도와드리겠습니다.

Please wait for a moment.
I will help you see the doctor soon.

 생리 중이에요.

I am on my period now.
I have my period now (at the moment).

Let's Talk and Practice

 실제로 외국인 환자를 유방외과에서 만났을 때 어떤 대화를 주고 받을 까요?

• **Breast Surgery Department**

 안녕하세요.
오늘 어디가 불편해서 오셨어요?

Hello. Why have you come here today?

 며칠 전부터 왼쪽 가슴이
아파서요.

I've had some pain in my left breast for a few days.

 최근에 유방 검사 해본 적
있으세요?

Have you ever had a breast exam?

 2년 전에 유방 촬영술을 했어요.
이상은 없다고 들었어요.

Yes, I have. I had a mammogram 2 years ago. There were no problems.

 유방에 관련된 과거력은
있으신가요?

Do you have any medical history related to your breast?

 아니요. 그런데 1년 전에 아기를
출산하고 최근까지 수유를
하다가 한 달 전에 끊었어요.

No, but I delivered a baby one year ago. I breast fed the baby until 1 month ago.

 진료 전에 먼저 유방 촬영술 먼저
하고, 진료 볼게요.

First of all, you need to have a mammogram and then we'll see the doctor.

 유방초음파도 가능한가요?

Is breast sonogram available?

 네, 검사 후에 여기로 다시 오면,
진료 후에 유방 초음파도 진행할
거에요.

Yes, sure. After having a mammogram, you'll return here, see the doctor and undergo a breast sonogram.

네, 감사합니다.

Ok, thank you.

 유방촬영술은 1층에 있는 영상의학과에서 촬영하고 오세요.

For the mammogram, you should go to the radiology department, located on the 1st floor.

 네 알겠습니다.

Yes, I understand.

 그럼 촬영 후에 다시 이쪽으로 오세요.

When you're finished, please come back to this department.

수술 이후에 휴식이 필요합니다.

영어로는 어떻게 표현할까요?
'(건강·원기를) 회복하다[되찾다]'라는 뜻을 가진 동사,

recover를 사용해서 표현해 볼게요.

* 수술 이후에 O기간 동안 휴식이 필요합니다.
  The patient will need to recover from the operation for (period).

조금 더 다양한 표현을 살펴볼게요.

1. 나는 독감에 걸려 아직 완전히 회복하지 못했습니다.

   I haven't fully recovered from the flu.

2. 그녀는 수술 후에 회복 중입니다.

   She is still recovering from the operation.

3. 출산 이후에 회복하기까지 시간이 걸립니다.

   It takes a long time to recover from childbirth.

4. 그는 병원에서 회복 중입니다.

   He is recovering in the hospital.

5. 필요시에는 추가 검사가 필요합니다.

   If needs, reevaluation tests will be required.

Part

4

영상의학과
Department of Radiology

01. 접수 Registration

02. 엑스레이실 X-ray Room

03. CT실 CT Room

04. MRI실 MRI Room

05. UGI실 UGI Room

06. 초음파실 Ultrasonography Room

07. PET CT실 PET-CT Room

08. 체외충격파쇄석술실
ESWT (Extracorporeal ShockWave Therapy) Room

09. 유방촬영실 Mammography Room

10. 운동부하검사실 Treadmill Test Room

11. 심장조영술실 Angiography Room

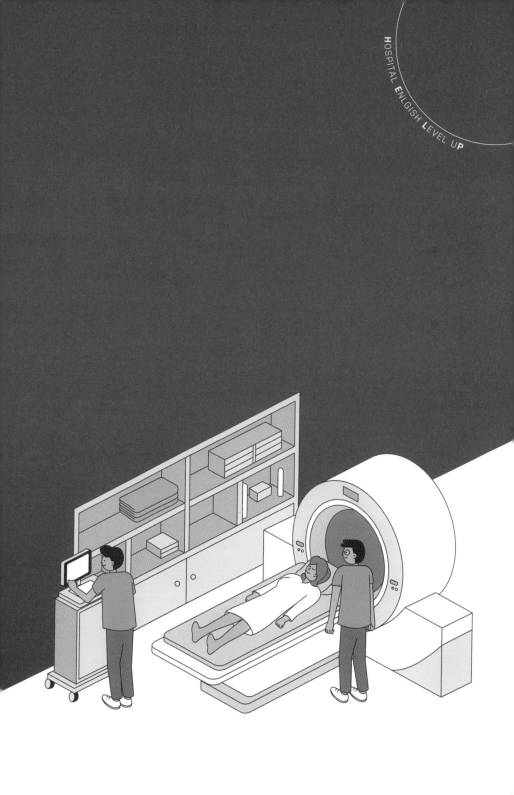

성함이 OOO 씨 맞으신가요?	Mr. / Ms. OO?
접수해 드리겠습니다.	I will register you.
영수증을 보여주세요.	Please show me your receipt.
촬영실 앞 의자에 앉아 기다려 주세요.	Please go and sit by the designated X-ray room.
순서가 되면 성함을 부르실 겁니다.	When it is your turn, the staff will call you to go in.
CD 복사는 먼저 진료과에 신청하셔야 합니다.	You need to order a CD copy from the O department.
CD 복사는 먼저 병동 간호사에게 신청하셔야 합니다.	You should order a CD copy from the ward nurse.
복도 O번 방 앞 의자에 앉아 계세요.	Please have a seat in room number O on the right.
촬영결과는 진료과에 문의해 주세요.	Your doctor will explain the test results.

02 엑스레이실 X-ray Room

성함이 OOO 씨 맞으신가요?	**Mr. / Ms. OO?**
상하의는 탈의하시고 속옷만 입고 가운으로 갈아입고 나오세요.	**Please remove your clothes except your underpants. Change into a hospital gown and exit the changing area.**
검사를 위해 모든 금속물을 제거해 주세요.	**Please remove all metallic objects and place them here.**
이곳에 턱을 붙여주세요.	**Please put your chin here.**
이곳에 이마를 붙여주세요.	**Please put your forehead here.**
이곳에 배를 붙여주세요.	**Please put your abdomen here.**
이곳에 가슴을 붙여주세요.	**Please put your chest here.**
기계를 감싸안아 주세요.	**Please hold the cassette containing the film.**
숨을 들이마시고 숨 참으세요.	**Please breathe in and hold your breath.**
숨을 내쉬고 숨 참으세요.	**Please breathe out and hold your breath.**

촬영을 위해 취할 자세를 설명해 드리겠습니다.	**I am going to explain to you the body positioning for the tests.**
두 팔을 머리 위로 올려주세요.	**Please raise both of your arms above your head.**
왼쪽(오른쪽)으로 돌아서 주세요.	**Please stand facing the left (right) wall.**
왼쪽(오른쪽)으로 돌아누워 주세요.	**Please lie on your left (right) side.**
앉아주세요.	**Please sit on the table.**
불편하셔도 움직이면 안 됩니다.	**Please try not to move even if you feel uncomfortable.**
수고하셨습니다.	**Well done, thank you.**
진료과에 가서 결과를 기다리시면 됩니다.	**Please go back to the O department to get the result.**

03 CT실 CT Room

성함이 OOO 씨 맞으신가요?

Mr. / Ms. OO?

영수증을 보여주세요.

Please show me your receipt.

조영제 동의서를 작성하셨습니까?

Have you filled out the test consent form?

옷을 벗고 팬티만 입으시고 가운으로 갈아입고 나오세요.

Please remove your clothes except your underpants. Change into a hospital gown and exit the changing area.

특별한 알레르기가 있습니까?

Do you have any food or medicine allergies?

조영제 동의서를 작성하셨어요?

Have you filled out the CT consent form?

방송 멘트를 따라 호흡해 주세요.

Please follow the instructions.

숨을 깊게 쉬고 내쉬어야 합니다.

Please take a deep breath and hold it.

두 팔을 머리 위로 올려 주세요.

Please raise both of your arms above your head and cross them.

오심, 구토, 두드러기와 같은 조영제 부작용이 생길 수 있습니다.

You may experience complications such as nausea, vomiting or a rash.

조영제를 주입하면 몸에서 열이 날 거예요.

When we administer the injection, you might feel a hot or warm sensation.

놀라지 마세요.

Please don't be alarmed.

검사가 끝나면 정상으로 되돌아옵니다.

Your condition will return to normal after the test.

피부 가려움증이나 붉은 반점과 같은 알레르기 반응 증상이 나타나면 즉시 알려주세요.

If you develop any symptoms of an allergic reaction, such as itching or redness on your skin, please inform us immediately.

검사시간은 약 O분이 소요될 것입니다.

The test will take approximately O minutes.

조영제를 사용했어요.

We used a contrast dye.

물을 충분히 많이 드세요.

Please drink lots of water to flush it out.

수고하셨습니다.

Well done, thank you.

진료과에 가서 결과를 기다리시면 됩니다.

Please go back to the O department to get the result.

04 MRI실 MRI Room

성함이 OOO 씨 맞으신가요?	Mr. / Ms. OO?
영수증을 보여주세요.	Please show me your receipt.
머리나 심장 수술하신 적 있으신가요?	Have you ever had an operation on your brain or heart?
몸 안에 금속 물질이 있습니까?	Do you have any metallic objects in your body?
몸무게가 얼마입니까?	How much do you weigh?
예전에 수술받은 적이 있습니까?	Have you ever had an operation?
옷을 벗고 팬티만 입으시고 가운으로 갈아입고 나오세요.	Please remove your clothes except your underpants. Change into a hospital gown and exit the changing area.
폐쇄공포증이 있으신가요?	Are you claustrophobic?
폐쇄공포증이 심한 경우에는 수면제를 놓고 검사하는 방법도 있습니다.	If you're severely claustrophobic, I will give you a sedative injection.

| 좁은 공간에서 검사합니다. | The testing space is quite confined. |

| 평소에 좁은 곳을 갑갑해 하거나 폐쇄공포증이 있으면 알려주세요. | If your breathing is constricted by the small space or you feel claustrophobic, please notify me. |

| 소리가 매우 크고 심하니 놀라서 움직이지 마십시오. | The MRI machine will make a loud sound when it starts. Please don't be alarmed and try not to move. |

| 양쪽 귀에 이어폰을 꽂아드리겠습니다. | I will put earplugs in your ears. |

| 검사 도중 불편한 점이 있으시면 손에 잡고 있는 버튼을 눌러주세요. | If you feel uncomfortable or have any problems during the MRI, please press the button. |

| 검사시간은 약 O분이 소요될 것입니다. | The test will take approximately O minutes. |

| 불편한 점은 없으셨습니까? | Are you discomfortable? |

| 수고하셨습니다. | Well done, thank you. |

| 진료과에 가서 결과를 기다리면 됩니다. | Please go back to the O department to get the results. |

05 UGI실 UGI Room

성함이 OOO 씨 맞으신가요?	Mr. / Ms. OO?
검사실 안으로 들어오세요.	Please come in.
방송 멘트에 따라 호흡을 따라 해주세요.	Please follow the instructions.
이것은 발포제입니다.	This is a foaming agent.
가능한 빨리 삼켜주세요.	When you are asked, please swallow it as quickly as possible.
트림이 날 겁니다.	After drinking it, you may feel like belching.
가능하면 참아주세요.	If possible, please resist belching.
이 컵을 가지고 테이블 발판 위에 서주세요.	Please stand on the foot rest while holding the cup.
바로 마시지 마세요.	Please swallow it right away (immediately).
약을 입에 한 모금 머금고 계세요.	Please hold it in your mouth.

지금 삼켜주세요.	Now please swallow it quickly.
앞에 있는 걸이에 컵을 걸어 주세요.	Please hang the cup on the hanger.
테이블이 내려갑니다.	Now the table will go down.
몸을 테이블에 기대서 주세요.	Please lean and stand on the table.
테이블 옆에 손잡이를 잡아주세요.	Please hold the handles.
숨을 크게 쉬세요.	Please take a deep breath.
왼쪽(오른쪽)으로 누워주세요.	Please lie on your left (right) side.
배를 볼록하게 만들어주세요.	Please push your abdomen out.
기계가 배를 누르겠습니다.	The equipment will press your abdomen.
조금 아프실 수 있습니다.	You will feel some pain.
수고하셨습니다.	Well done, thank you.
진료과에 가서 결과를 기다리시면 됩니다.	Please go back to O department to get the results.

06 초음파실 Ultrasonography Room

성함이 OOO 씨 맞으신가요?	Mr. / Ms. OO?
영수증을 보여주세요.	Please show me your receipt.
신발을 벗고 침대에 누워주세요.	Please take off your shoes and lie on the bed.
왼쪽으로 돌아누우세요.	Please lie on your left side.
오른쪽으로 돌아누우세요.	Please lie on your right side.
침대 왼쪽 끝으로 이동해 주세요.	Please move closer to the left side of the bed.
침대 오른쪽 끝으로 이동해 주세요.	Please move closer to the right side of the bed.
윗옷을 겨드랑이까지 올려주세요.	I will lift your shirt up to your armpits.
벨트를 풀어주세요.	Please take off your belt.
셔츠 단추를 풀어주세요.	Please unbutton your shirt.

바지 단추를 풀어주세요.

Please unbutton your pants.

무릎을 펴 주세요.

Please bend your knees.

무릎을 굽혀 주세요.

Please straighten your knees.

배 위에 젤을 바르겠습니다.

I will put some gel on your stomach for the tests. It will be a little cold.

베개를 등 쪽으로 놓고 바로 누워주세요.

Please put the pillow under your back and lie down.

배를 불룩하게 만들어 주세요.

Please push your abdomen out.

배를 꺼뜨려 주세요.

Please pull your abdomen in.

숨을 참아주세요.

Please hold your breath.

숨을 쉬세요.

Please breathe out.

배에 묻은 젤을 닦아드릴게요.

I will clean off the gel.

검사가 끝났습니다.

The test is finished now.

수고하셨습니다.

Well done, thank you.

진료과에 가서 결과를 기다리시면 됩니다.

Please go back to the O department to get the results.

성함이 OOO 씨 맞으신가요?

Mr. / Ms. OO?

영수증을 보여주세요.

Please show me your receipt.

동의서 작성은 하셨습니까?

Did you fill out the consent form for the test?

금식은 하셨습니까?

Are you still fasting?

탈의실에서 옷을 갈아 입고 나와 주세요.

Please remove all clothing except for your underwear. Change into a hospital gown and exit the changing room.

검사를 위해 모든 금속물을 제거해 주세요.

Please remove all metallic objects and put them here.

이쪽으로 오세요.

Please come here.

체중 측정이 필요합니다.

We need to check your weight.

슬리퍼를 벗고 체중계 위에 올라서 주세요.

Please take off your slippers and stand on the scale.

좁은 공간에서 검사합니다.

The testing space is very narrow.

평소에 좁은 곳을 갑갑해하거나 폐쇄공포증이 있으면 알려주세요.	If you cannot breathe freely in the small space or feel claustrophobia, please notify me.
혈당체크를 하겠습니다.	I will measure your blood sugar.
주사를 놓겠습니다.	I will give you an injection.
검사는 O분 뒤에 하겠습니다.	The test will take O minutes.
O분 동안 휴식을 취하고 물을 1리터 정도 마셔주세요.	Please relax for O minutes and drink at least 1 liter of water.
알코올솜은 여기 알코올솜 통에 버려주세요.	Please throw the alcohol swab here.
불편하신 점이 있으시면 옆에 버튼을 눌러주세요.	If you experience any discomfort, please press the button.
화장실에서 소변을 한번 보신 후, 검사실로 들어오세요.	Please urinate and then enter the examination room.
조심해서 누워주세요.	Please lie on the bed carefully.
검사는 O분 정도 걸립니다.	The test will take O minutes.

검사 도중 불편하셔도 일어나시면 안 됩니다.	Please don't move.
두 팔을 머리 위로 올려주세요.	Please raise both of your arms.
모니터를 통해 환자분의 상태를 확인할 것입니다.	I will monitor your condition from the control room.
검사 도중 소변이 보고 싶거나 참기 힘드시면 말씀해 주세요.	During the test, if you need to urinate or feel uncomfortable, please let us know.
오늘은 방사선에 노출이 있을 수 있으므로 바로 집으로 귀가하셔야 합니다.	You have been exposed to radiation, so please return to your home as soon as possible.
오늘 하루는 사람들(식구들)과 격리해 지내는 게 좋습니다.	It's best to avoid contact with other people (including your family) today.
검사가 끝났습니다.	The test is finished now.
수고하셨습니다.	Well done, thank you.

탈의실에서 옷을 갈아입고 나와 주세요.	Please remove all clothing except for your underpants. Change into a hospital gown and exit the changing room.
검사 침대에 누워주세요.	Please lie on your back on the treatment table.
검사 침대에 엎드려 누워주세요.	Please lie on your abdomen (lie face down).
시술은 O분 소요될 예정입니다.	It will take O minutes.
진통제를 놓겠습니다.	I will give you on injection for pain relief.
검사를 시작하겠습니다.	The doctor will start the procedure.
X-ray로 돌의 위치를 확인하겠습니다.	The stone will be located by X-ray.
초음파로 돌의 위치를 확인하겠습니다.	The stone will be located by ultrasound.
검사 중에 움직이지 말아주세요.	Please don't move during the test.

체외충격파로 돌을 깰 것입니다.

The doctor will break down (elimmate) the stone with a shock wave.

체외충격파를 돌에 가하겠습니다.

The doctor will aim shock waves at the stone through the body using a special machine.

검사 중에 "딱딱" 소리가 날 것입니다.

You will hear a "clicking" noise.

검사 중에 등이나 앞쪽에서 튕기는 듯한 느낌이 날 것입니다.

You may feel flicking sensation on your back or front.

많이 아프면 이야기해 주세요.

If you feel severe pain, please inform us immediately.

시술이 끝났습니다.

The test is finished.

잠시 여기서 쉬셔야 합니다.

You need to rest here for a while.

시술 후 수일 동안 피가 섞인 소변이나 배뇨 시 통증이 생길 수 있습니다.

You may have blood in your urine or stool and also experience some pain.

시간이 지나면 괜찮아질 겁니다.

These symptoms will decrease naturally.

오늘부터 결석의 배출을 위해서 하루 10잔 이상 물을 먹는 것이 좋습니다.

From today, please drink at least 10 glasses of water for O days. It will help you pass the stone in your urine.

최대한 물을 많이 마시길 권해드립니다.

We recommend drinking as much water as possible.

시술 후 가벼운 뜀뛰기나 조깅은 결석배출에 도움이 됩니다.

Jumping or running will also help you pass the stone in your urine.

땀이 많이 나는 과도한 운동은 좋지 않습니다.

Please avoid any strenuous exercise that makes you sweat excessively.

성함이 Sara 님 맞으신가요?

Ms. Sara?

영수증을 보여주세요.

Please show me your receipt.

가슴성형을 하신 적이 있습니까?

Have you ever had a breast augmentation?

미용 목적으로 주사를 맞은 적이 있습니까?

Have you ever had an injection for beauty?

유방에 보형물이 있나요?

Do you have breast implants?

이전에 유방 촬영술을 받아본 적이 있습니까?

Have you ever had a mammogram?

상의를 탈의하겠습니다.

Please remove your top.

가슴을 압박해서 촬영을 합니다.

This test presses the breast.

기계 앞에 서주세요.

Please face the machine.

유방을 이쪽에 올려놓으세요.

Please place your breast here.

촬영 시에 조금 아플 수 있습니다.

While taking the test, you will feel a little pain.

검사가 끝났습니다.

The test is finished now.

수고하셨습니다.

Well done, thank you.

| 성함이 Ms.Kathy 맞으신가요? | Are you Ms.Kathy? |

영수증을 보여주세요.

Please show me your receipt.

탈의실에서 옷을 갈아입고 나와주세요.

Please remove all clothing except for your underwear. Change into a hospital gown and exit the changing room.

흉부에 유도전극을 부착하겠습니다.

I will apply electrodes on your chest.

팔에는 혈압기를 부착하겠습니다.

I will put a blood pressure cuff on your arm.

각 단계별로 속도와 경사가 변경됩니다.

The treadmill speed and slope will change with each stage.

러닝머신과 같은 기계에서 일정한 검사 단계에 따라 진행됩니다.

The test consists of walking and running on the machine.

천천히 걷는 단계에서 점점 빨라져 뛰는 단계까지 진행됩니다.

The test has four stages starting with walking, then fast walking, then slow running and finally fast running.

검사 소요시간은 O분 정도입니다.

It will take O minutes.

검사가 끝났습니다.

The test is finished.

수고하셨습니다.

Well done, thank you.

침대에 누워주세요.	Please lie on the bed.
먼저 시술 부위를 소독하겠습니다.	I will disinfect the procedure site.
좀 차가울 수 있습니다.	It will be a little cold.
시술부위를 제외하고는 덮겠습니다.	I will cover your body with a sterile cover except for the procedure site.
시술시간은 O분(시간)이 소요될 예정입니다.	It will take O minutes (hours).
국소마취를 하겠습니다.	The doctor will give you a local anesthetic.
따끔할 수 있지만 주사 후 통증을 느끼지 못할 것입니다.	You will feel a little princh, but after the injection, you won't feel any pain.
카테터(관)를 삽입하겠습니다.	The doctor will insert the catheter.
뻐근한 느낌이 들 수 있습니다.	You may feel a heavy sensation.
몸속으로 무언가 들어오는 느낌이 들 겁니다.	You may feel a sensation of something flowing into your body.

놀라거나 움직이지 마세요.	Please don't be alarmed and try not to move.
조영제를 주사하겠습니다.	The doctor will inject the contrast media.
일시적으로 현기증, 메스꺼움, 발열 등의 증상이 나타날 수 있습니다.	You may feel dizzy, nauseous, hot or other symptoms temporarily.
중재적 시술(스텐트 삽입)이 필요합니다.	We need to insert a stent for your condition.
카테터를 제거하겠습니다.	The doctor will remove the catheter.
시술이 끝났습니다. 고맙습니다.	The procedure is finished. Well done, thank you.
환자용 침대로 옮기겠습니다.	We will move you to your patient bed.
지혈을 위해 지혈패드를 O분 동안 올리겠습니다.	I will put a heavy pad on the procedure site for O minutes to reduce bleeding.
모래주머니를 대고 탄력붕대로 감겠습니다.	I will put a sand bag to place pressure on the procedure site and cover it with an elastic bandage.
병실로 옮겨 가시면 O시간 동안 절대 안정을 취해야 합니다.	After going back to your room, you should rest completely for O hours.

ABC 병원입니다. 무엇을 도와드릴까요?	**ABC Hospital, how can I help you?**
성함이 어떻게 되시나요?	**What's your name?**
다시 한번 말씀해 주시겠어요?	**Please repeat your name.**
철자를 말씀해 주시겠어요?	**Please spell your name.**
방문하신 적이 있으신가요? 처음이신가요?	**Have you visited our hospital before or is this your first visit?**
생년월일이 언제인가요?	**What is your date of birth?**
예약을 언제 원하시나요?	**What day is best for your next appointment?**
몇 시가 괜찮으신가요?	**What time is good for you?**
잠깐만요. 스케줄이 가능한지 보겠습니다.	**Please wait for a moment. I will see if there are any appointments available.**
O일에는 예약이 완료되었습니다.	**O day is already booked.**
이번 주에는 예약이 다 완료되었습니다.	**We are fully booked for this week.**
O일에는 비는 시간이 없습니다.	**I am sorry. We don't have any openings on O day.**
가장 빠른 시간은 O일 O시입니다.	**The earliest time would be O o'clock on O day.**
O일에 예약을 잡아 드릴까요?	**Do you want to make a reservation for O day?**
예약일은 O월 O일입니다.	**Your [next] appointment date is O (Month), Oth/Ost/Ord (Date).**
스케줄을 다시 잡기를 원하거나 취소를 원하시면 연락을 주세요.	**If you want to reschedule or cancel the appointment, please give us a call.**
저희 전화번호는 OOO–OOO–OOO입니다.	**Our phone number is OOO-OOO-OOO.**
받아 적으셨어요? 아니면 한번 더 이야기 드릴까요?	**Would you like me to write that down for you or repeat it?**
좋은 하루 되세요. 고맙습니다.	**Have a good day. Thank you.**

Dialog

Let's Talk and Practice

외국인 환자를 영상의학과에서 만났을 때 어떤 대화를 주고받을까요?

• At Radiology Department, MRI Room

 영수증을 보여주세요.

Please show me your receipt.

 네, 여기에 있습니다.

Here it is.

 오늘 MRI 검사가 2시에 예약되어 있네요.

Your appointment is at 2pm today.

 네, 맞습니다.

Yes, that's right.

 MRI실은 오른쪽에 있어요. MRI실로 가셔서 예약증을 보여주세요.

The MRI room is on the right side. Please go there and show your appointment paper.

 네, 고맙습니다.

Thank you.

 MRI 촬영 하러 오셨나요?

Are you here to have an MRI?

 네, 맞습니다.

Yes, I am.

 MRI 촬영을 해본 적이 있나요?

Have you ever had an MRI?

 아니요, 처음입니다.

No, it is the first time.

머리나 심장 관련 수술을 한 적이 있나요?

Have you ever had any operation on your brain or heart?

 네, 2년 전에 스텐트를 하나 삽입했습니다.

Yes, I have. I had a stent inserted two years ago.

 저희 병원에서 진료를 보셨나요?

Did you have that procedure at our hospital?

 네, 순환기내과에서 진료를 보고 있어요. 오늘 촬영을 해도 되나요?

Yes. I am undergoing a treatment at the Cardiology Department. Is it okay to have an MRI today?

 해당 진료과에 확인해 보겠습니다.

I will ask your doctor.

 네, 고맙습니다.

Thank you.

 검사에는 문제가 없다고 하십니다. 탈의실에서 병원 가운으로 갈아입고 나와 주세요.

Your doctor said we can go ahead with the MRI. Please change into the hospital gown and exit the changing area when you're ready.

 속옷은 벗어야 하나요?

Should I take off my underwear?

 브래지어만 벗고 갈아 입어주세요.

Please take off your bra but not your underpants.

 네, 알겠습니다.

Ok, I understand.

Let's Talk and Practice

 외국인 환자가 병원으로 전화했을 때 어떤 대화를 주고받을까요?

- 전화영어 On the Phone

 OOO병원입니다,
무엇을 도와 드릴까요?

OOO Hospital,
How can I help you?

 제 이름은 Kathy입니다.

My name is Kathy.

 철자를 말씀해 주시겠어요?

Please spell your name.

 K-a-t-h-y 입니다.

K-a-t-h-y.

 이번 주 목요일 9시에
예약이 되어 있으시네요.

Your appointment is scheduled for this
Thursday at 9am, is that correct?

 네 맞아요. 그런데 사정이 생겨서
예약 일을 변경하고 싶어요.

Yes. But I would like to change the
appointment.

 언제로 예약을 잡아드릴까요?

What day would you prefer to have the
appointment?

 다음 주 목요일 9시로
변경 부탁드립니다.

Please change my appointment to next
Thursday at 9am.

 예약이 변경되었습니다.

Yes, I've changed it now.

 고맙습니다.

Thank you.

(알파벳) like (for) (단어)

전화를 통화를 하다 보면, 이름이나 이메일 주소 때문에 스펠링이 오고 갈 때가 있는데, 이때는 하나 하나 예시를 들어가면서 서로에게 정확한 정보를 전달해 주는 것이 필요하다.

예를 들어 **binibani@naver.com**의 메일 주소를 알려 줄 경우,

B for Banana, I for Icecream, N for November,

I for Icecream, B for Banana, A for Apple,

N for November, I for Icecream,

증상이 지속되면, 병원에 다시 오세요.
약을 O일 치 처방할게요.

영어로는 어떻게 표현할까요?
'(없어지지 않고) 계속[지속]되다'라는 뜻을 가진 동사,

persist 를 사용해서 표현해 볼게요.

* 증상이 지속되면, 병원에 다시 오세요.
If the condition persists, please return to the hospital.

* 약을 O일 치 처방할게요.
I have prescribed medicine for O days.

조금 더 다양한 표현을 살펴볼게요.

1. 증상이 지속되면, 의사와 상의하세요.

   If the condition persists, please consult your doctor.

2. 증상이 3일 이상 지속되면, 병원으로 전화를 주세요.

   If the symptoms persist for more than three days, please call the hospital.

3. 약을 먹었는데도 증상이 지속되면, 추가 검사를 받아야 합니다.

   If the symptoms persist despite treatment, you must have more specific tests.

4. 현재 복용 중인 약이 있나요?

   Are you currently taking any medicine?

5. 약을 가지고 왔으면 보여주세요.

   If you have the medicine with you, please show it to me.

Part

5

진단검사의학과
Clinical Pathology

01. 접수 Registration

02. 채혈(피검사) Blood Test

03. 소변검사 Urine Test

04. EKG검사 EKG (Elektro Kardio Gramm) Test

05. 헬리코박터검사 UBT (Urea Breath Test)

06. 폐기능검사 PFT (Pulmonary Function Test)

07. 알레르기검사 Allergy Test

08. 뇌파검사 EEG (Electro Encephalo Gram) Test

09. 근전도검사 EMG (Electro Myo Graphy) Test

10. 유발전위검사 EPS (Evoked Potential Study)

11. 기립경사 테이블검사 Head-Up Tilt Table Test

12. 뇌혈류 초음파검사 TCD (Trans Cranial Doppler)

13. 영상 안구운동검사 VOG (Video Oculo Graphy)

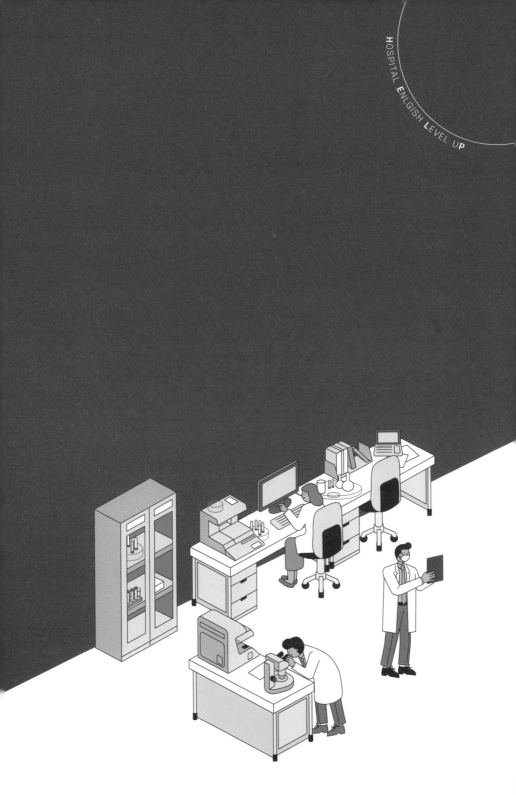

성함이 OOO 씨 맞으신가요?

Mr. / Ms. OO?

영수증을 보여주세요.

Please show me your receipt.

수납을 먼저 하셔야 합니다.

You need to pay before you see the doctor, please.

어느 과에서 진료를 보고 오셨어요?

Which medical department did you visit?

화장실은 왼쪽(오른쪽)에 있습니다.

The restroom is located on the left (right).

검체(소변 컵)는 여기에 놓아주세요.

Please put the urine cup here.

수고하셨습니다.

Well done, thank you.

진료과에 가서 결과를 기다리시면 됩니다.

Please go back to the O department to get the results.

02 채혈(피검사) Blood Test

→ **When the Patient Has a Blood Test**

식사는 언제 하셨어요?	When did you last eat?
금식하셨어요?	Are you still fasting?
팔을 올리신 후에, 팔꿈치까지 옷을 걷어 주세요.	Please roll your sleeve up to your elbow and put your arm up.
검사에 필요한 채혈을 하겠습니다.	I will draw the blood needed for your test.
주먹을 꼭 쥐세요. 주먹을 펴세요.	Please make a tight fist. Please release your fist.
조금 아플 수 있습니다.	You will feel a little pinch.
문지르지 마시고 O분 정도 꼭 눌러 지혈해 주세요.	Please do not rub the needle site and press this firmly on it for about O minutes.
검사가 끝났습니다.	The test is finished.
수고하셨습니다.	Well done, thank you.

03 소변검사 Urine Test

→ When the Patient Has a Urine Test

생리 중입니까?	**Are you having your period today?**
생리가 언제 끝났나요?	**When did your last period finish?**
처음 나오는 소변은 흘려 보내고 중간 소변부터 컵에 그어진 선까지 받아 주세요.	**Please let a small amount of urine pass and then capture it mid-stream, filling the cup to the mark.**
검사가 끝났습니다.	**The test is finished.**
수고하셨습니다.	**Well done, thank you.**
진료과에 가서 결과를 기다리시면 됩니다.	**Please go back to the O department to get the results.**

심전도 검사를 하겠습니다.	I will administer an EKG.
침대에 누워주세요.	Please lie on the bed.
윗옷을 가슴까지 올려주세요.	Please lift your shirt up to your armpits.
물을 몸에 약간 바르겠습니다.	I will apply some liquid for the test.
차갑습니다.	It will be a little cold.
움직이지 마시고 편안하게 계세요.	Please don't move and try to relax.
몸에 힘을 빼주세요.	Please relax your body and try to make yourself as comfortable as possible.
검사가 끝났습니다. 수고하셨습니다. 일어나세요.	The test is finished. Well done, thank you. Please stand up.

헬리코박터균 검사를 하겠습니다.

I will administer a UBT (Urea Breath Test).

금식하셨습니까?

Are you still fasting?

알약을 지금 삼켜주세요.
물은 더 이상 마시지 마세요.

Please swallow the pill with this water and then please don't drink any more water.

O분 뒤에 검사할게요.

O minutes later, I will retake the test.

검사는 O분 소요될 예정이에요.

It will take O minutes.

검사카드를 입에 물자마자 "후" 하고 O초 이상 길게 불어주세요.

As soon as you bite down on the test slip, please quickly blow "Whoo" for 5 seconds.

숨 마실 때 카드에서 입을 떼고 마셔주세요. O분 동안 반복해 주세요.

When you breathe in, please remove the slip. Please repeat process for O minutes.

검사가 끝났습니다.
수고하셨습니다.

The test is finished.
Well done, thank you.

결과를 보러 O층 진료과로 가세요.

Please go back to the O department to get the result.

06 폐기능검사 PFT (Pulmonary Function Test)

숨을 들이마시세요.

Please breathe in.

숨을 내쉬세요.

Please breathe out.

숨을 세게 O초간 계속 불기만 해주세요.

Please blow forcefully for O seconds.

숨을 들이마시면 안 됩니다.

Please hold your breath.

약을 흡입하고 O초간 머금고 있으세요.

Please inhale, then put the medicine in your mouth for O seconds while not breathing.

07 알레르기검사 Allergy Test

바디클렌저를 사용하거나 로션을 바르지 않았죠?

Did you use soap or apply body lotion today?

의자에 앉아서, 책상에 엎드려 주세요.

Please take a seat here and put your head face down on the desk.

시약을 뿌리겠습니다.

I am going to place a small amount of substances on your skin.

움직이면 시약이 흘러내릴 수 있습니다.

Please don't move. If you move, the substances might smear.

시약 때문에 따끔거릴 수 있습니다.

You will feel a little pain as the allergen goes under the skin's surface.

자세가 불편하면 얘기해 주세요.

During the test, if you feel any discomfort, please notify me.

검사결과를 얻는데 O분 정도가 소요될 예정입니다.

It will take O minutes to get the results.

08 뇌파검사
EEG (Electro Encephalo Gram) Test

침대에 누우세요.	**Please lie on bed.**
천장을 쳐다보세요.	**Please look at the dome.**
이 검사는 뇌파검사입니다.	**This examination is an EEG Test.**
총 검사시간은 O시간 소요될 예정입니다.	**It will take O hours.**
화장실은 다녀오셨어요?	**Did you go to the restroom?**
머리에 전극을 먼저 붙이겠습니다.	**I will apply some sticky eletrodes to your head.**
정면을 쳐다보고 있어주세요.	**Please look straight ahead.**
천천히 침대에 누우세요.	**Please lie on the bed slowly.**
"눈을 뜨세요." 라고 하면 눈을 떠주세요.	**If I say to you "open your eyes," please open your eyes.**
"눈을 감으세요." 라고 하면 눈을 감아주세요.	**If I say to you "close your eyes," please close your eyes.**

불빛이 반짝거릴 것입니다.	The light will blink.
불빛이 반짝거리면 눈을 뜨면 안 됩니다.	When you see that the light is blinking, please don't open your eyes.
과호흡을 O분 동안 하셔야 합니다.	You need to breathe rapidly and deeply for O minutes.
과호흡으로 어지럽거나 욱신거릴 수 있습니다.	You may feel dizzy or feel achy.
숨을 들이마시고, 내뱉는 것을 (호-후) 반복해 주세요.	Please repeatedly breathe in and out.(Ho-Whoo)
먼저 연습을 같이 해 볼까요?	Let's practice together, now?
제가 '시작'하면 시작하시면 됩니다.	When I say "Ready," please start.
이제 눈을 감고 편안하게 있으시면 됩니다.	Please close your eyes and relax.
눈 뜨세요.	Please open your eyes.
눈 감으세요.	Please close your eyes.
얼굴에 힘 빼세요.	Please relax your face.

얼굴을 찌푸리지 마세요.	Please don't frown.
눈에 힘을 빼세요.	Please relax your eyes.
눈동자가 흔들리지 않게 눈을 감고 있으세요.	Please close your eyes so your eyeballs don't move.
과호흡을 시작해 주세요.	Please breathe rapidly and deeply.
멈추세요.	You can stop now.
풀은 물에 잘 녹는 풀입니다.	This glue melts easily in water.
물티슈로 깨끗하게 닦으면 됩니다.	Please clean yourself with the wet wipe.
수고하셨습니다.	Well done, thank you.

탈의실에서 옷을 갈아입고 나와 주세요.	Please remove all clothing except for your underwear. Change into a hospital gown and exit the changing room.
침대에 누워주세요.	Please lie down on the bed.
전기 자극으로 검사합니다.	This test will use electrical stimulation.
바늘로 하는 검사라서 아플 수 있습니다.	The test is performed with a needle, so you may feel some pain.
조금 아플 수 있습니다.	You will feel a slight pain or prick as the needle is inserted.
아프겠지만, 검사하는 동안 몸에 힘을 최대한 빼주세요.	Please try to remain relaxed even if you feel pain during the test.
왼쪽, 오른쪽 중에 어느 쪽이 증상이 심한가요?	Do you have more pain on your left or right side?
허리가 아프신가요?	Do you have back pain?
목이 아프신가요?	Do you have neck pain?

너무 아프거나 힘이 들면 이야기해 주세요.

If you feel severe pain or have any difficulties during the test, please let us know.

10 유발전위검사 EPS (Evoked Potential Study)

머리 몇 군데에 전극을 붙이겠습니다.

I will attach some adhesive electrodes to your head.

전극 풀은 물에 잘 녹습니다.

This glue dissolves easily in water.

나중에 머리를 감아주세요.

You can wash your hair at home to remove the glue.

팔에 알통을 만들어 주세요.

Please flex your biceps.

힘을 빼세요.

Please relax.

왼쪽(오른쪽) 엄지발가락을 들어 보세요.

Please lift up your left(right) big toe.

왼쪽(오른쪽) 엄지발가락을 내려 보세요.

Please lower your left(right) big toe.

엎드려 누워주세요.

Please lie on your abdomen.

다시 바로 누워주세요.

Please lie on your back.

의사선생님이 와서 검사를 할 겁니다.

The doctor will join us for the test.

잠시만 기다려주세요.

Please wait for a moment.

검사가 끝났습니다.

The test is finished.

진료과에 가서 결과를 기다리시면 됩니다.

Please go back to the O department to get the results.

신발을 벗고, 침대에 누워주세요.

Please take your shoes off and lie on the bed.

누웠을 때, 일어섰을 때 혈압을 측정합니다.

This test will measure your blood pressure, when you are lying down and standing up.

침대를 세웠을 때 어지럽거나 힘드시면 말씀해 주세요.

If you experience any dizziness or discomfort when the bed is tilting up, please notify us immediately.

침대를 세웁니다.

The bed is tilting up now.

12 뇌혈류 초음파검사
TCD (Trans Cranial Doppler)

침대에 천장을 보고 천천히 누우세요.

Please lie down on the bed and look at the dome.

이 검사는 뇌혈류 초음파 검사입니다.

This test is to measure the velocity of blood flow through the brain's blood vessels.

몸에 힘을 빼고 눈을 편하게 감으세요.

Please relax and close your eyes.

침대에 앉으세요.

Please sit on the bed.

초음파 젤을 바를게요.

I will now spread some gel on your temples.

차가울 수 있습니다.

It may feel a little cold (cool).

초음파 젤을 닦아주세요.

Please wipe off the gel.

닦은 후 물로 한번 헹궈주세요.

Please rinse the area with water.

검사 동안 어지럽거나 구토감을 느낄 수 있습니다.

During the test, you may feel some dizziness or nausea.

침대에 걸터앉아 정면에 빨간 점을 보세요.

Please sit on the bed and look directly at the red dot.

이 검사는 안진검사입니다.

This test is a non-invasive, video-based method of measuring eye movement.

검사 중 어지럽거나 구토감이 있으면 참지 말고 말해주세요.

If you feel dizziness or nausea during the test, please notify me.

검사 시 눈을 최대한 깜박이지 말고 고개와 몸은 움직이지 마세요.

Also, please don't blink and don't move your neck and body.

빨간 점을 보세요.

Please look at the red dot.

앞을 가리면 어지러움을 더 느끼게 됩니다.

You may feel dizzy when I cover your eyes.

빨간 점이 오른쪽으로 움직입니다.

The red dot will move to the right.

빨간 점이 왼쪽으로 움직입니다.

The red dot will move to the left.

제가 고개를 돌려드릴게요.	I will rotate to your head.
어지럽습니다.	You may feel a little dizzy.
천천히 누워주세요.	Please lie down on the bed.
천천히 앉아주세요.	Please sit up slowly.

○ 씨 좋아하지 않는 음식이 있나요?

Mr. / Ms. OO (family name), Is there any food that you don't eat?

돼지고기를 먹을 수 없어요.

Well, I'm not allowed to eat pork.

왜요? 종교 때문인가요?

May I ask why? Is it related to your religion or culture?

저는 이슬람교도예요.

Yes, I'm Muslim.

○ (food) 외에 안 드시는 음식 이름을 말씀해 주세요.

Please name any other food that you don't eat besides O (food).

저는 버섯도 먹지 않아요.

I don't eat mushrooms, either.

알레르기가 있나요?

Are you allergic to anything?

버섯 알레르기가 있어요.

I am allergic to mushrooms.

Let's Talk and Practice

 외국인 환자를 외래 검사실에서 만났을 때 어떤 대화를 주고받을까요?

· 외래검사실 At Outpatient Examination Room

 소변을 충분히 받지 못한 것 같아요.
I collected some urine,
but I'm afraid it's not enough.

 검사를 위해서는 조금 더 받으셔야 합니다.
For the test, you need to collect more than this.

 물을 마시고 노력해 볼게요.
Ok, I'll drink some water and try to urinate again.

 다시 소변을 보셨어요?
Did you urinate again?

 네, 이 정도면 될까요?
Yes, I did. How about this?

 이 정도면 괜찮습니다. 수고하셨습니다.
That's okay.
Well done, thank you.

 피검사 하러 왔습니다.
I came here to have a blood test.

 여기에 앉으세요. 여기에 팔을 올리신 후에, 팔꿈치까지 옷을 걷어주세요.
Please have a seat here.
Please roll your sleeve up to your elbow and put your arm up.

 많이 아픈가요?
Will it be painful?

 조금 아프실 수 있습니다. 이쪽 팔에 혈관이 잘 안보이네요. 반대쪽 팔에서 찾아보겠습니다.
You will feel a little pinch.
I can't find the vein in this arm.
I will try the other arm.

대장내시경을 받았습니다.
조직검사를 시행했습니다.

영어로는 어떻게 표현할까요?

* 대장내시경을 받았습니다.　　　I had a colonoscopy.
* 조직검사를 시행했습니다.　　A biopsy was performed.

조금 더 다양한 표현을 살펴볼게요.

1. 상기 환자는 2018년 1월 1일에 대장 내시경을 받았습니다.

   The above patient underwent a colonoscopy on November, 1, 2018.

2. 대장내시경 검사 중, 아래와 같은 용종이 발견되었습니다.

   During the colonoscopy, a polyp (a number of polyps) was (were) discovered as stated below.

3. 대장내시경 검사 중, 조직검사를 시행했습니다.

   A biopsy was performed during the colonoscopy.

4. 추후 용종절제술 시술이 필요합니다.

   It is recommended that the patient undergoes a polypectomy.

5. O검사 중, 아래와 같은 △이 발견되었으면 추후 OO 시술이 필요합니다.

   During the O, △was (were) discovered as stated below, it is recommended that the patient undergoes a(an) OO.

Part

6

물리치료실
Physical Therapy Room

01. 접수 Registration

02. 안내 및 예약 Reservation

03. 전기치료 시 상태 확인 Condition Assessment

04. 물리치료 Physical Therapy

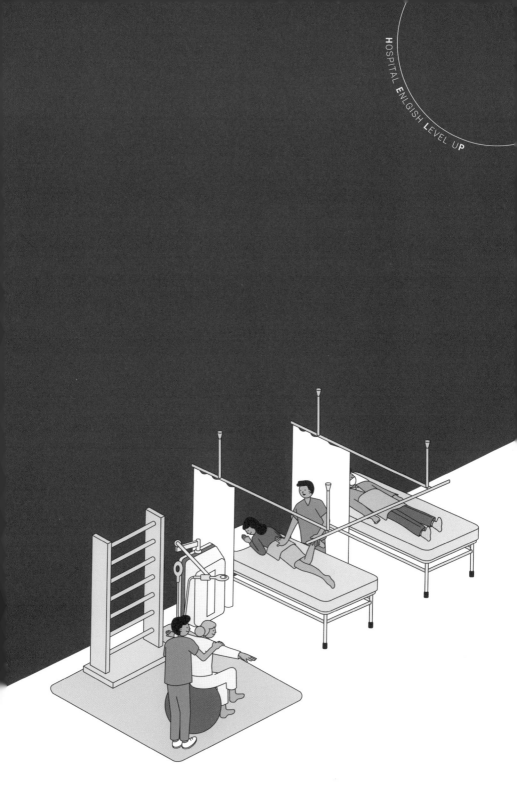

01 접수 Registration

성함이 OOO 씨 맞으신가요?

Is your name, Mr./Ms.OOO, right?

영수증을 보여주세요.

Please show me your receipt.

OOO 님 잠시만 앉아서 기다려 주시겠어요?

Mr./MS.OOO, please take a seat in the waiting room.

그동안 잘 지내셨어요?

How have you been?

대기시간은 약 O분입니다.

Your waiting time will be O minutes.

이름을 부르면 들어가겠습니다.

When it is your turn, the physical therapist will call your name.

OOO 님, O번 자리로 들어가겠습니다.

Mr./MS.OOO,
please come to bed number O.

여기 빈 침대에 누워주세요.

Please lie on the bed.

치료는 O시간 정도 걸리니 마감시간
O시간 전에 오셔야 치료가 가능합니다.

Your therapy session will take
O hours. Please come here at least
O hours before closing time.

O일 치료 후 다시 치료를 받으려면
담당의사를 만나서 다시 처방을 받아
물리치료실로 오면 됩니다.

After receiving treatment for O days,
you should meet your doctor again
to check your progress. Afterwards,
please come here for treatment.

물리치료실 시간은 O-O요일까지 오전
(오후) O시부터 O시까지입니다.

Open hours are every Oday to Oday,
between O:00am (pm) to O:00am
(pm).

오프닝 시간에 오시면 많이 안 기다리고
치료를 받을 수 있으실 겁니다.

If you come at opening time, you will
have to wait for a long time.

수고하셨습니다.

Well done, thank you.

진료과에 가서 결과를 기다리시면 됩니다.

Please go back to the O department
to get the results.

OO 님, O부위가 어떻게 아프세요?

Mr. / Ms. OO? Do you have pain in your O?

가만히 있을 때도 아프세요?

Do you have pain without any movement?

아니면 움직일 때 아프세요?

Do you feel more pain when you move?

어떤 움직임 때 아프세요?

What kind of movement makes you feel more pain?

아픈 정도를 1–10 사이 중 어느 정도인가요?

Can you tell me on a scale of 1 to 10 how much pain you have in each area?

돌아누워 주세요.

Please turn over.

왼쪽으로 돌아누워 주세요.

Please lie on your left side.

오른쪽으로 돌아누워 주세요.

Please lie on your right side.

04 물리치료 Physical Therapy

오늘 치료는 아픈 부위에 온열(O분), 저주파(O분), 고주파(O분), 간단운동 치료(O분)를 하겠습니다.

Today, your treatment will consist of heat therapy for O minutes, and then low frequency therapy for O minutes, and then high frequency therapy for O minutes and finally exercise therapy for O minutes.

치료 중에 불편하시면 불러주세요.

While doing physical therapy, if you feel uncomfortable, please let me know.

→ 온열치료 Warm Therapy

온도는 적당한가요?

How's the temperature?

더 따뜻하게 할까요?

Would you like it warmer?

온도를 낮출까요? 뜨거우면 말씀해 주세요.

Would you like it cooler?
If it gets too hot, please let me know.

→ 저주파 치료
Low Frequency Therapy-TENS (Transcutaneous Electrical Nerve Stimulation)

세기는 어떠세요? 강도를 올릴까요, 약하게 할까요?

How's the intensity? Do you want it stronger or weaker?

움직이지 말아 주세요. 움직이면 전자파로 인한 자극을 느낄 수 있습니다.

Please don't move. If you move, you will feel irritation caused by electronic waves.

→ 고주파치료 High Frequency Microwave Therapy

움직이지 마시고 눈을 감아주세요.

Please don't move and close your eyes.

치료 시 느낌이 나지 않습니다.

You should not feel any pain during this therapy.

두통이나 속이 메스꺼울 경우 말씀해 주세요.

If you have a headache or feel nausea, please let me know.

→ 운동치료 시 Exercise Therapy

OO 님, O부위가 어떻게 아프세요?

Mr. / Ms. OO? Do you have pain in your O?

가만히 있을 때도 아프세요?

Do you have pain without any movement?

움직일 때 아프세요?

Do you feel more pain when you move?

어떤 움직임 시 아프세요?

What kind of movement makes you feel more pain?

자세 평가를 하겠습니다.

I will evaluate the postural alignment.

→ 정적 평가 Static Balance Assessment

제자리걸음을 하세요.

Please stand on this spot.

눈감고 제자리걸음을 O번 하겠습니다.

Please close your eyes and walk on the spot O times.

거울을 보시고 차려 자세를 해주세요.

Please look at the mirror and stand at attention.

움직이지 마세요.

Please don't move.

O초 버티겠습니다.

Please hold it for O seconds.

→ 동적 평가 Dynamic Balance Assessment

스쿼트 자세를 해보겠습니다.

Please Squat.

저를 따라 해주세요.

Please copy my posture.

앉았다가 일어나 보겠습니다.

Please sit and stand up.

조금만 천천히 앉아보겠습니다.

Please do the exercise slowly.

팔을 귀 옆에 붙인 채로, 스쿼트를 해보겠습니다.

Please keep your hands on your ears and squat.

통증이 있으면 이야기해 주세요.	If you have pain, please let me know.
한 다리 들기 테스트를 하겠습니다.	I will evaluate your balance while you lift one leg.
양발을 어깨넓이로 벌려주세요.	Please spread your feet to shoulder width.
왼쪽 다리에 중심을 잡아주세요.	Please put your weight on your left leg.
오른 다리는 90도로 들어주세요.	Please lift your right leg 90 degrees.
O초 버티겠습니다.	Please hold for O seconds.
반대쪽을 해보겠습니다.	Please repeat with the other leg.
모든 운동 시 통증이 있으면 멈춰야 합니다.	If you have pain when you exercise, you should stop.
바로 누운 자세에서 무릎을 90도 굽혀주세요.	Please lie on your back and bend your knees 90 degrees.
엉덩이를 들어보겠습니다.	Please lift your hips.
급하게 엉덩이를 들지 마세요.	Please lift your hips slowly.

허벅지-엉덩이-허리 순으로 차례로 들어 주세요.

Please lift your limbs in this order. thighs, buttocks and then waist.

5-7초 유지, 10회 실시, 하루 2번 Hold 5 to 7 second / 10 times / twice a day

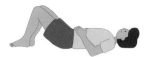

1. 바로 누워 양손을 배 위에 올린다.
   Lie on your back and put your hand on your abdominals (abs).

2. 양 무릎을 구부리고 발바닥이 바닥에 닿도록 한다.
   Bend your knees and put your feet flat on the floor.

3. 허리가 바닥에 편평하게 닿도록 힘을 준다.
   Keep your back flat on the floor and contract your abdominals (abs).

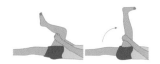

1. 바로 누워 한쪽 무릎을 가슴 쪽으로 당긴다.
   Please lie on your back and lift your leg, pulling it into your chest.

2. 무릎 뒤를 잡고 무릎을 최대한 편다.
   Please hold your arms under your knee and stretch.

3. 이때 허리는 바닥에 밀착시킨다.
   Please keep your back on the floor while doing the exercise.

7-10초 유지, 10회 실시, 하루 2번 Hold 5 to 7 second / 10 times / twice a day

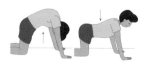

1. 네발기기 자세에서 머리를 아래로 숙이고 복부를 위로 올려 활처럼 등을 둥글게 한다.
   Put your arms and feet on the floor and bend your neck and head down.

2. 천천히 허리가 아래로 처지게 하면서 머리는 들어올린다.
   Slowly move your back down and lift you head up at the same time.

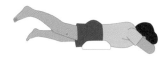

1. 베개를 복부에 깔고 바닥에 엎드려 눕는다.
   Lie face down and put the pillow under your abdominals.

2. 무릎을 펴고 허벅지가 바닥에서 떨어질 때까지 한쪽 다리를 들어 올린다.
   Lift one leg, keeping it straight and your foot flexed.

Let's Talk and Practice

 외국인 환자를 물리치료실에서 만났을 때 어떤 대화를 주고받을까요?

· At the Physical Therapy Room

 오늘 좀 어떠세요?　　　　　　　How do you feel today?

 어제보다는 괜찮아졌어요.　　　　I feel better than yesterday.

 허리 통증이 오늘은 1-10 사이 중　Can you rate your back pain on a scale
어느 정도인가요?　　　　　　　of 1 to 10?

 어제는 6, 오늘은 4 정도예요.　　Yesterday, it was 6 and today, it is 4.

 어제 가르쳐드린 운동은　　　　Did you do the exercise that I taught
하셨어요?　　　　　　　　　　you yesterday?

 사실은, 안 했어요.　　　　　　Umm, honestly, I didn't.

 빠른 회복을 원하시면
오늘부터는 꼭 집에서 자가　　　If you want to recover faster, please do
운동을 해주세요.　　　　　　　the exercise at home from today on.

 네, 알겠습니다.　　　　　　　Yes, I will.

 치료를 시작하겠습니다.　　　　We will start the physical therapy now.
침대에 누워주세요.　　　　　　Please lie on the bed.

 오늘 치료는 얼마나 걸리나요?　How long will it take?

40분 정도 걸릴 예정입니다.

It will take 40 minutes.

 바로 누워있으면 허리가
아직도 아픕니다.

It's still painful when I lie on my back.

오늘의 한마디 #6

침대에 한 손을 놓고 몸을 숙여, 엉덩이가 조금 보이게 바지를 내려주세요.

영어로는 어떻게 표현할까요?

엉덩이 주사 오더 후,

 안녕하세요.

Hello.

 의사선생님이 엉덩이 주사 오더를 냈어요.

The doctor wants you to get an injection.

 확인해 볼게요. 환자번호가 어떻게 되나요?

Let me see. What's your patient number, please?

 1111번이에요.

The number is, one-one-one-one.

 오늘, 엉덩이 주사 2개를 맞을 거예요.

Today, you will receive 2 injections in your buttocks.

커튼 뒤로 가주세요.

Please go behind of the curtain.

침대에 한 손을 놓고 몸을 숙여, 엉덩이가 조금 보이게 바지를 내려주세요.

Please put one hand on the bed, bend over, and pull your pants down a little to expose the top of your buttocks.

 아아!

Ouch!

 염증을 줄여주기 위해 주사 부위를 마사지해 주세요.

Please massage the injection site to reduce inflammation.

건강검진센터
Health Screening Center

01. 접수 Registration
02. 검사 Tests

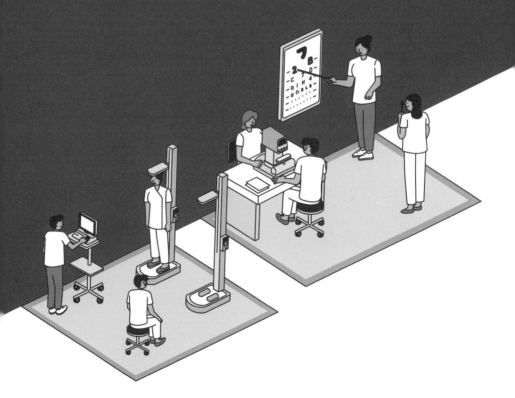

탈의실은 이쪽입니다.

Here is the changing room.

고객님의 성함이 적힌 수납장에서 검사
복으로 갈아입고, 수납장의 문을 잠그고
열쇠를 가지고 나와 주세요.

Please change into the hospital gown
with your name, lock your closet and
come out when you're ready.

여기에 앉아서 문진표를 작성해 주세요.

Please take a seat here and fill out
the check-up form.

추가 검사를 원하시는 것이 있으신가요?

Do you want to take further tests?

특별히 불편하신 데가 있으신가요?

Do you have any problem or
complaints?

의사와 문진 시에 불편사항은 상담을
통해 추가검사를 결정하셔도 됩니다.

After consulting with the doctor,
you can decide about further tests.

오늘 검사시간은 대략 O시간이 걸릴 것
입니다.

Today, your tests will take O hours.

02 검사 Tests

이쪽에서 잠시만 기다려 주세요.
곧 검사가 진행될 것입니다.

**Please wait for a moment.
Your tests will start soon.**

→ 신체계측

신발을 벗고 기계에 올라서 주세요.

**Please take off your slippers and
stand on the machine.**

정면을 쳐다보고 움직이지 마세요.

**Please look straight (ahead) and
don't move.**

양쪽 바를 잡아주세요.

**Please Hold onto the bars on both
sides.**

→ 시력측정

왼쪽 눈을 가려주세요.

Please cover your left eye.

제가 가리키는 숫자를 읽어주세요.

**When i point at the letters or
numbers, please read them.**

눈을 깜박여 주세요.

Please blink your eyes.

이번에 반대쪽으로, 오른쪽 눈을 가려주
세요.

**Now, change and cover your right
eye.**

녹색 불빛을 바라보고, 눈을 감지 마세요.

Please look at the green light and don't close your eyes.

→ 청력검사

의자에 앉으세요.

Please have a seat.

헤드폰을 착용하세요.

Please put on these headphones.

소리가 들리는 쪽 버튼을 눌러주세요.

When you hear a sound in either ear, please press the left or right button accordingly.

→ 폐 기능검사

대롱을 입에 물으세요.

Please hold the tube between your lips.

숨을 깊게 마시세요.

Please breathe in deeply.

길게 뱉으세요.

Please breathe out deeply.

다시 깊게 들이마시세요.

Please breathe in deeply again.

→ 채혈검사

팔을 올리신 후에, 팔꿈치까지 옷을
걷어 주세요.

Please roll your sleeve up to your
elbow and put your arm up.

검사에 필요한 채혈을 하겠습니다.

I will draw the blood needed for your
test.

주먹을 꼭 쥐세요.

Please make a tight fist.

주먹을 펴세요.

Please release your fist.

문지르지 마시고 O분 정도 꼭 눌러
지혈해 주세요.

Please do not rub the puncture. And
press the needle site firmly for about
O minutes.

→ 소변검사

생리 중입니까?

Are you currently menstruating?

처음 나오는 소변은 흘려 보내고
중간 소변부터 컵에 그어진 선까지 받아
주세요.

Please let the initial urine go, and
then capture the flow mid-stream
filling the cup to the marker.

→ X-ray

숨을 들이마시고 숨 참으세요.

Please breathe in deeply and hold
your breath.

숨을 내쉬고 숨 참으세요.

Please breathe out fully and hold your breath.

촬영을 위해 취할 자세를 설명해 드리겠습니다.

I am going to explain the correct posture for the tests.

두 팔을 머리 위로 올려주세요.

Please raise both your arms above your head.

왼쪽(오른쪽) 벽을 보고 서주세요.

Please stand facing the left(right) wall.

불편하셔도 움직이면 안 됩니다.

Please try not to move even if you feel uncomfortable.

→ 초음파검사

신발을 벗고 침대에 누워주세요.

Please take off your shoes and lie on the bed.

왼쪽(오른쪽)으로 돌아누우세요.

Please lie on your left(right) side.

침대 왼쪽(오른쪽) 끝으로 이동해 주세요.

Please move closer to the left(right) side of the bed.

윗옷을 겨드랑이까지 올리겠습니다.

I will lift your shirt up to your armpits.

무릎을 펴 주세요.

Please stretch your knees.

무릎을 굽히세요.	Please bend your knees.
배 위에 젤을 바르겠습니다.	I will put some gel on your stomach for the tests.
차가울 거예요.	You will feel cold.
베개를 등 쪽으로 놓고 바로 눕겠습니다.	Please put the pillow under your back and lie down.
배를 불룩하게 만들어 주세요.	Please push your abdominals out.
배를 꺼뜨려 주세요.	Please pull your abdominals in.
배에 묻은 젤을 닦아 드리겠습니다.	I will clean the gel off your skin.

→ 수납

검사가 끝났습니다.	The test is finished.
검사복을 탈의하고 나와주세요.	Please change into your own clothes and return here when you're ready.
오늘 수납하실 비용은 O원입니다.	Today, you need to pay, 0 won.
검사결과는 대략 O일 걸릴 것입니다.	It will take O days to get the results.

검사결과를 우편으로 발송해 드릴까요?	Do you want to get the results by mail?
검사결과는 내원하여 상담하고 받으시겠어요?	Do you want to return to the hospital to consult with the doctor about the results?
O일로 예약해 드릴까요?	Would you like to make an appointment?
예약은 O월 O일 O시로 되었습니다.	Your appointment is on O (month), O (date) at O (time) am (pm).
오늘 위 내시경 시 조직 검사를 시행하였습니다.	Today, you had a biopsy during the endoscopy.
오늘 대장 내시경 시 조직 검사를 시행하였습니다.	Today, you had a biopsy during the colonoscopy.
O시 이후에 식사가 가능합니다.	You can eat again after O am (pm).
O시 이후에 물을 마시는 것이 가능합니다.	You can drink water after O am (pm).

TIP 종합건강진단센터 검사실 표기

신체계측
Physical Examination

흉부촬영
Chest X-ray

초음파
Ultrasonography

문진
Questions

심전도 EKG
(Electrocardiogram)

안저/안압
Fundus/ Intraocular Pressure

채혈/채뇨
Blood/Urine

동맥경화
Hardening of Arteries

유방초음파
Mammography

구강
Dentistry

폐기능 PFT
Pulmonary Function

부인과
Gynecological Examination

Let's Talk and Practice

 외국인 환자를 종합검진센터에서 만났을 때 어떤 대화를 주고받을까요?

- At the Health Screening Center

 안녕하세요.

Good morning.

 오늘 O검진을 위해서 왔습니다.

I made an appointment for a/an O check-up program.

 탈의실에서 옷을 갈아입고 나와 주세요.

Please remove your clothes except your underpants. Change into a hospital gown and exit the changing room.

여기에 앉아서 문진표를 작성해 주세요.

Please take a seat here and fill out the check-up form.

 추가로 원하는 검사가 있는데 가능한가요?

I want to have additional tests. Is it possible to do them today?

 어떤 검사를 원하시나요?

What test do you want?

 PET-CT 검사를 원합니다.

I want to take a PET-CT.

 오늘은 스케줄이 다 차서 안 될 것 같습니다.
다른 날 잡아드려도 될까요?

Today the schedule is fully booked.

Is it okay to make an appointment for another day?

 이번 주 수요일에 가능한가요?

Is it possible on Wednesday?

 네, 가능합니다. 그날로 예약 잡아드리겠습니다.

It is possible, I will make an appointment for you.

호흡기내과에 접수했어요.
매년 이맘때면 감기 환자가 많아요.

영어로는 어떻게 표현할까요?

* 호흡기내과에 접수했어요.
  I've registered you at the Pulmonology Department.

* 매년 이맘때면 감기 환자가 많아요.
  The number of people catching the common cold always increases this time of year.

조금 더 다양한 표현을 살펴볼게요.

	호흡기 내과에 접수했어요.	**I've registered you at the Pulmonology Department.**
	몇 층에 있나요?	**Which floor is it on?**
	2층에 있어요.	**It is located on the 2nd floor.**
	감사합니다. 요즘 감기 환자가 많나요?	**Thank you.** **Are there a lot of patients with colds these days?**
	네, 매년 이맘때면 감기 환자가 많아요.	**Yes, the number of people catching the common cold always increases this time of year.**
	(콜록콜록)	**(cough, cough)**
	기침을 많이 하네요. 마스크를 착용하는 게 좋겠어요.	**You're coughing a lot.** **You should put on a mask.**

네, 그렇게 할게요.

Yes, I will.

 진료과로 이동하셔서,
진료 잘 보세요.

Please go to the Pulmonology
Department, and see the doctor.

 고맙습니다.

Thank you.

내시경센터
Endoscopy Center

01. 검사 전 Before Testing

02. 검사 중 While Testing

03. 검사 후 After Testing

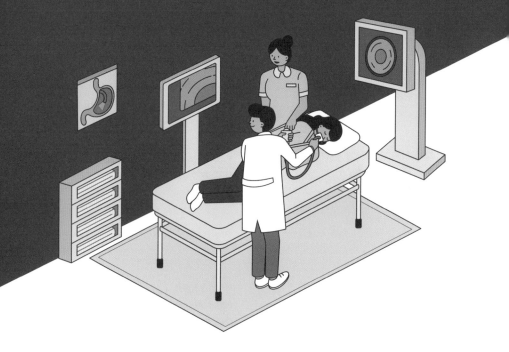

01 검사 전 Before Testing

→ **대장내시경을 위한 식이조절** Restricted Diet Pre-Colonoscopy

· 검사 O일 전 - O Days Before the Colonoscopy

검사 O일 전부터 과일의 씨, 질긴 나물류 (김, 미역, 다시마, 고사리), 잡곡 등은 드시면 안 됩니다.

Do not eat fruit seeds, tough vegetables (seaweed, kelp, and bracken), grains, etc. from 0 days before the test.

검사 당일에 찌꺼기 때문에 완전한 관찰이 어렵기 때문입니다.

Seeds can interfere with the colonoscopy.

· 검사 전날 - The Day Before the Colonoscopy

검사 하루 전날 저녁식사는 O시 이전에 흰죽으로 식사를 하세요.

The day before the test, for dinner, you should eat porridge before O pm.

반찬 없이 맑은 유동식 또는 미음, 흰죽 등 부드러운 음식으로 드세요.

Please have liquid foods like rice water or plain rice porridge.

저녁식사 이후 검사하기 전까지는 음식물을 드시면 안 됩니다.

After having dinner, you should not eat anything until you come to the hospital.

생수 또는 차를 꾸준히 들어주세요.

Please drink water or tea constantly.

변비가 있으신 분은 아침, 점심, 저녁 모두 죽으로 드세요.

If you have constipation, you should eat rice porridge for every meal the day before the test.

→ 검사 당일 The Day of the Colonoscopy

혈압약은 반드시 드시고 오세요.

On the day of the test, you can take blood pressure medicine.

당뇨약은 검사 당일은 드시면 안 됩니다.

On the day of the test, you cannot take blood sugar medicine.

아스피린, 와파린 같은 혈액순환제나 혈전용해제는 검사 O일 전부터 복용을 중단하셔야 합니다.

You should not take blood circulation medicine or thrombolytic medicine like aspirin or warfarin for O days before the test.

타 병원에서 약을 복용 중일 때는 검사 당일 처방전을 가지고 오세요.

If you are taking medicine from another hospital, please bring the prescription on the day of the test.

검사 당일에는 운전은 절대 금합니다.

On the test day, you should not drive.

검사 당일에는 귀금속은 착용하지 말고 오세요.

On the test day, you should not wear any accessories (earrings, necklaces, etc).

수면내시경 검사 시에는 가능하면 보호자와 함께 내원해 주세요.

If you have a procedure with a sedative, please bring a guardian to accompany you.

검사 당일 O시까지 내시경센터로 방문해 주세요.

On the test day, please come to the endoscopy center at Oam.

검사 소요시간은 O분에서 O시간 정도입니다.

It will take between O minute (s) and O hour (s).

조직검사나 용종절제술 시행 시에는 추가 비용이 발생할 수 있습니다.

If you require a biopsy or polypectomy, you will have to pay for these additional tests.

→ **약 복용 설명** How to Prepare for the Colonoscopy

장청소약 복용방법
구성품: A제, B제, 500 mL 용기

How to drink the 'Medicine'. components: Type A powder, Type B powder, 500 mL container

1차
① 500 mL 용기에 A제와 B제를 넣고 용기의 표시선(500 mL)에 물을 넣는다.
② 마개를 닫고 흔들어 준 뒤에 신속하게 2–3번에 나누어 마신다.

Step 1
① **Pour the Type A powder and the Type B powder into the container and add 500 mL of water.**
② **Close the lid, shake the container and drink it all in 2 or 3 swallows.**

2차
①, ②과 같이 한다.
※ 약 복용 후 물을 추가로 500 mL 섭취 하세요.

Step 2
Repeat ① and ②.
※ **After drinking the medicine, drink an extra 500 mL of water.**

3차
①, ②과 같이 한다.

Step 3
Repeat ① and ②.

4차
①, ②과 같이 한다.
※ 검사당일 O시 이후로는 물 포함 완전 금식입니다.

Step 4
Repeat ① and ②.
※ **On the test day, after O am, fast completely, including water.**

→ 검사 전 Before Testing

탈의실은 이쪽입니다.	**Here is the changing room.**
검사복으로 갈아입고, 수납장의 문을 잠그고 열쇠를 가지고 나와 주세요.	**Please change into a hospital gown, lock your closet and come out when you're ready.**
검사를 시작하기 전에 몇 가지 확인하겠습니다.	**I would like to ask you a few questions before starting the tests.**
내시경 검사를 받으신 적이 있습니까?	**Have you ever had an endoscopy or a colonoscopy?**
복용 중인 약이 있습니까?	**Are you currently taking any medicine?**
아스피린, 와파린 같은 혈액순환제나 혈전용해제를 복용하시나요?	**Are you taking a blood circulation medicine or thrombolytic medicine like aspirin or warfarin?**
틀니를 하고 계신가요?	**Do you have dentures?**
검사를 위해 틀니를 빼주세요.	**Please take out your dentures.**
검사를 위해 안경을 벗어주세요.	**Please take off your glasses.**
맡기실 소지품이 있으신가요?	**Do you want to keep your belongings with us?**

총 검사 소요시간은 O분이고 회복실에서 O분에서 O시간 사이 안정을 취하실 것입니다.

It will take O minute(s) and then you will need to rest in the recovery room for between O minutes and O hour(s).

혈압을 측정해 보겠습니다.

I will measure your blood pressure.

마취검사가 아니라 검사 도중 깨셔서 검사하는 것을 느끼실 수도 있습니다.	You will not be under anesthesia during the endoscopy or colonoscopy. You will be under sedation, so you will be awake and feel some sensations.
발포제입니다. 삼켜주세요.	This is a foaming agent. Please swallow it.
목 마취 스프레이입니다.	This is a throat anesthesia spray.
입을 "아"하고 벌려주세요.	Please open your mouth and say "Ah".
혈관주사로 수면 유도제를 주사하겠습니다.	I will give you a sedative IV injection.
호흡이상 체크를 위해 산소포화도 모니터를 연결합니다.	I will connect the monitor to your finger to check your oxygen saturation during the test.
마우스피스 넣습니다. 입을 벌려주세요.	I will put the mouthpiece in. Please open your mouth.
조금 불편하실 수 있습니다.	You will feel a little discomfort.

왼쪽으로 누우세요.	Please lie on your left side.
뺨은 베개에 붙여주세요.	Please put your cheek on the pillow.
몸은 앞으로 기울여 주세요.	Please bend your body further forward.
무릎을 구부리셔서 위로 올려주세요.	Please bend both knees and lift your thighs.
엉덩이는 앞(뒤)으로 내밀어 주세요.	Please move your buttocks forward (backwards).
검사 동안 천천히 심호흡하세요.	While taking the test, please breathe in and out slowly.
숨을 내쉬세요.	Please breathe in.
숨을 들이마시세요.	Please breathe out.
숨을 잠깐 멈추세요.	Please hold your breath.
움직이지 마세요.	Please don't move.
침은 삼키지 말고 입 밖으로 흘리세요.	Please don't swallow the spit, just spit it out.
숨을 내쉬면서 구역질이나 트림을 참아주세요.	When you breathe out, please try not to belch or burp.

03 검사 후 After Testing

검사가 끝났습니다.

The test is finished.
Well done, thank you.

침대에서 조심해서 내려오세요.

Please stand up carefully.

세면대에서 입을 가볍게 헹구세요.

Please clean and rinse your lips and mouth.

밖에 앉아 잠시 기다려 주세요.

Please wait for a moment.

수진표를 가지고 진료실로 가십시오.

Please go back to the O department to get the results.

탈의실로 안내해 드리겠습니다.

Here is the changing room.

식사는 O분 후에 평상시대로 하시면 됩니다.

After O minutes, you can have a meal as usual.

검사 중에 공기를 넣어 검사를 하기 때문에 배가 불편하실 겁니다.

During the test, air passes through the tube so your abdominals might feel some discomfort.

화장실에 가셔서 가스를 많이 빼시면 편해지실 겁니다.

If you relax your rectum, it will help release the gas.

→ 조직검사 Biopsy

검사 중에 조직검사를 했습니다.

During the test, the doctor did a biopsy.

크기가 작은 용종을 제거했습니다.

The doctor removed a small sized polyp.

용종 크기가 커서 제거가 되지 않았습니다.
조직검사 후 제거가 필요할 수 있습니다.

The polyp was too big, so the doctor couldn't remove it.
According to results of the biopsy, you might need to have a polypectomy.

3시간 동안 금식을 하셔야 합니다.

You need to fast for 3 hours.

며칠이 지나도 계속 목이 붓거나
복부통증, 검은 대변을 보시면 병원으로
연락주세요.

After a couple of days, if you still have symptoms such as a swollen throat, abdominal pain or no bowel movements, please contact us.

대변에 피가 묻어날 수 있습니다.

You will have some blood in your stool. Don't be concerned.

조직검사 결과는 O일 정도 걸립니다.

The biopsy results will take O days.

→ 검사실패 The Test Was Not Completed

대변이 남아 있어 검사를 할 수 없었습니다.

Due to poor bowel preparation, the doctor couldn't complete the test.

검사를 위해 다음에 다시 방문하셔야 합니다.

We need to schedule a retest.

재방문이 어려우시면 검사비용을 환불받으실 수 있습니다.

If you can't come again, you can receive a refund for the cost of the test.

"안녕하세요?"

영어	아침	**Good Morning**
	점심	**Good Afternoon**
	저녁	**Good Evening**
러시아어	아침	**Доброе утро** 도브로에 우트로.
	점심	**Добрый день** 도브로의 덴.
	저녁	**Добрый вечер** 도브로의 베첼.
중국어	아침	**中午好** 짜상하오.
	점심	**中午好** 쫑우하오.
	저녁	**晚上好** 완쌍하오.
일본어	아침	**おはようございます。** 오하요-고자이마스.
	점심	こんにちは。 콘니치와.
	저녁	こんばんは。 콘반와.

"무엇을 도와 드릴까요?"

영어	**May I help you**?
러시아어	**Могу ли я вам помочь**? 모구 리 야 밤 포모츠?
중국어	需要帮助吗? 쉬야오 빵쥬 마?
일본어	どうなさいましたか？ 도-나사이마시타카?

Let's Talk and Practice

 외국인 환자를 내시경센터에서 만났을 때 어떤 대화를 주고받을까요?

· At the Endoscopy Colonoscopy Center

 위대장내시경 예약을 2월 1일에 잡으셨죠?

Did you make an appointment for February, 1?

 네, 그렇습니다.

Yes, that is correct.

 위대장내시경을 해본 적이 있나요?

Have you ever had an endoscopy or a colonoscopy?

 2년 전에 해본 적이 있습니다.

Yes, I had both of them 2 years ago.

 검사를 위해 몇 가지 주의사항과 대장내시경 약 복용법을 설명 드리겠습니다.

I will explain to you some precautions for the procedures and also explain how to take the medication.

 제가 혈액 순환제, 아스피린을 먹고 있는데 검사가 가능한가요?

I am taking a blood circulation medicine, aspirin.
Can I undergo the examination?

 검사 일주일 정도부터 약 복용을 금하고 있습니다. 담당의사분과 상의를 해보셔야 할 것 같아요.

Usually we recommend not taking medicine for 1 week before the tests. You should ask the doctor.

 네, 그럼 나중에 다시 연락을 드리거나 방문하겠습니다.

Ok, I'll come here again or call you later. Thank you.

혹시 계좌이체도 가능한가요?
현금영수증 발행해 드릴까요?

영어로는 어떻게 표현할까요?

'(장소를) 옮기다. 이동[이송/이전]하다'라는 뜻을 가진 동사. **transfer** 와

'(공식 명부에 이름을) 등록[기재]하다. (출생·혼인·사망 사실을) 신고하다'라는 뜻을 가진

register 를 사용해서 표현해 볼게요.

* **계좌이체도 가능한가요?**   **Can I pay by bank transfer?**
* **현금영수증 발행해 드릴까요?**   **Do you need a cash receipt?**

조금 더 다양한 표현을 살펴볼게요.

 오늘 수납할 금액은
만 원입니다.

Today, your bill is 10,000 KRW.

 혹시 계좌이체도 가능한가요?

Can I pay by bank transfer?

 네, 계좌번호 알려드릴까요?

Yes, that's possible.
Would you like the hospital account
number?

 네, 알려주세요.

Yes, please notify me.

 AB은행, 계좌번호 1234입니다.

Okay, it's AB bank, the account number is
1234.

 네, 계좌이체 지금 했어요.

OK, I've made the transfer.

확인했어요.
현금영수증 발행해 드릴까요?

Thank you, the payment is confirmed.
Do you need a cash receipt?

네, 해주세요.

Yes, please.

등록되어 있는 핸드폰으로
해드릴까요?
핸드폰 번호가
010.0000.0000 맞나요?

Can you want to receive it through the
registered phone number?
Is your cell phone number
010.0000.0000?

아니에요. 최근에 번호가
바뀌었어요.
바뀐 번호는
010.1111.1111이에요.
바뀐 번호로 등록해 주세요.

No. The number has chaged recently.
The new number is 010.1111.1111.
Please register the changed number.

Part

9

암센터
Cancer Center

01. 항암치료 Chemotherapy

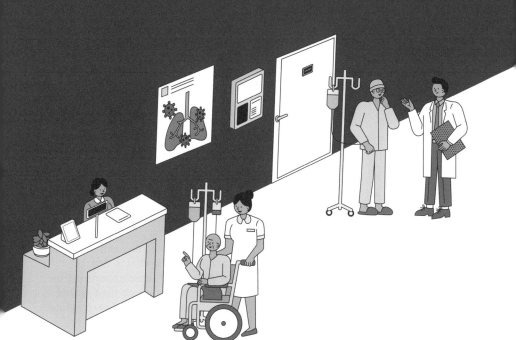

→ **항암치료에 관한 대화** Conversation about Chemotherapy

Jennis 님은 유방암 치료를 위해서 항암치료가 필요합니다.

Jennis, You need chemotherapy for breast cancer.

항암치료는 왜 필요한가요?

Why do I need it?

Jennis 님의 경우 종양의 크기가 커서 수술 전에 항암치료를 하여 종양의 크기를 줄이기 위해서 필요합니다.

In your case, the size of the tumor is large, so it is necessary to reduce the size of the tumor by chemotherapy before surgery.

주사를 맞는 건가요?
아님 약을 먹나요?

Chemotherapy by injection or by taking medication?

주 치료는 혈관으로 투여하지만, 먹는 약도 있습니다.

Mainly by intravenous injection, but oral medication is also available.

항암치료는 한 번만 하면 되나요?
얼마나 해야 하나요?

Can I get chemotherapy only once? How many times do I need it?

수술 전 치료의 경우에는 3주 정도 간격으로 4-8회 반복하게 됩니다.

In the case of preoperative treatment, 4-8 sessions will be performed, once every 3 weeks.

그렇군요. 항암치료를 하면 탈모나 심한 구토 등 부작용이 심하다고 하던데, 사실인가요?

Okay, I see.
I heard that chemotherapy has severe side effects such as hair loss and severe vomiting. Is this true?

항암치료의 대표적인 부작용이 탈모, 구토, 오심입니다. 그렇지만 부작용은 항암제의 종류와 환자특성에 따라 정도의 차이가 있습니다.

Yes, hair loss, vomiting and nausea are common side effects. But, the side effects and complications will be different depending on the types of chemotherapy drugs and each patient's condition.

네, 알겠습니다.
그럼 치료는 언제부터 시작하나요?

I see.
So when does my chemotherapy start?

 2023년 2월 1일에 첫 항암치료를
시작할 예정입니다.

Your first chemotherapy will start on
February, 1st, 2023.

➜ 항암화학요법 치료 동의서 Consent Form for Chemotherapy

1. 환자상태정보 **Patient Health Status**	□ 특이사항 없음 **No Specific Problem**	□ 당뇨병 **Diabetes**	□ 고혈압/저혈압 **Hypertension/ Hypotension**
	□ 심장병 **Heart Disease**	□ 알레르기 **Allergy**	□ 특이체질 **Constitutions**
	□ 출혈소인 **Bleeding Tendency**	□ 투약사고 **Drug Abuse**	□ 기타 **Others**
2. 항암화학요법 치료목적과 필요성 **Purpose and Necessity of Chemotherapy**	① 수술 또는 방사선 치료 등을 이용하여 국소적인 병변의 치료 후 남아 있을 수 있는 암세포에 의한 재발을 방지하기 위함이다. **To prevent a recurrence due to cancer cells that may remain after treatment of localized lesions using surgery or radiation therapy.**		
	② 수술이나 방사선 치료 전에 화학요법을 시도하여, 암 병변을 국소화시키기 위해 시행한다. **To attempt, before surgery or radiation therapy, to localize cancer lesions.**		
	③ 암의 종류가 약물에 아주 민감하여 약물 치료만으로 큰 효과를 얻을 수 있는 경우에 시행한다. **To perform when the type of cancer is very sensitive to drugs and a good outcome can be obtained using a drug treatment.**		
3. 항암화학요법 치료방법 **Method of Chemotherapy**			

4. 항암화학요법 치료 중 발생 가능한 부작용 Side Effects and Complications During the Treatment	환자에 따라 차이가 있을 수 있다. 대부분의 환자에게는 경미한 증상이 나타나고 회복되지만, 드물게는 심한 부작용으로 별도의 치료가 필요할 수 있다. **The side effects and complications will be different depending on each patient's condition. Most patients present mild side effects and complications, but some are severe and need additional treatment.**		
	대표적인 부작용 Common Side Effects, Complications		
	• 오심/구토/식욕부진 **Nausea/Vomiting/ Loss of Appetite**	• 구내염 **Stomatitis**	• 설사/변비 **Diarrhea/ Constipation**
	• 골수기능억제 (감염, 출혈, 빈혈) **Bone Marrow Suppression (Infection, Bleeding, Anemia)**	• 탈모 **Hair Loss**	• 불임/생리불순 **Infertility/ Menstrual Irregularity**
	• 과민반응 **Hypersensitivity Reaction**	• 피부변화 (색소침착, 두드러기, 발진, 가려움, 수포, 박피) **Skin Changes (Pigmentation, Urticaria, Rash, Itching, Blister, Exfoliation)**	• 피부괴사 **Skin Necrosis**

---

1. 이전에 항암치료를 받았나요? Did the patient receive prior chemotherapy?

방사선치료를 받았나요? **Did the patient receive prior radiotherapy**?
면역치료를 받았나요? **Did the patient receive prior immunotherapy**?

2. 암에 대한 가족력이 있나요? Do you have a family medical history of cancer?

3. 암검진 권고사항 Cancer Screening Recommendations

암 검사는 누가 받아야 하나요? **Who needs to get screened for cancer**?

여성을 위한 암건진 권고사항
Cancer Screening Recommendations for Women
	1) **Breast Cancer Screening**
	   Mammogram
	2) **Gynecologic Cancer Screening**
	   - Gynecologic Physical Exam
	   - Pap Test
	   - Human Papilloma Virus (HPV) Test.

남성을 위한 암검진 권고사항 **Cancer Screening Recommendations for Men**	1) **Testicular Cancer Screening** 2) **Breast Cancer Screening** 3) **Prostate Cancer Screening**
여성, 남성을 위한 암검진 권고사항 **Cancer Screening Recommendations for Both Men and Women**	1) **Colorectal Cancer Screening** 2) **Skin Cancer Screening** 3) **Lung Cancer Screening**

4. 대장암 위험요소 Risks Factors For Colon Cancer

1) 운동부족 **Inactivity**
2) 비만 **Overweight and obese**
3) 과일, 야채, 섬유소 섭취량이 적음 **Little Fruit, Vegetable, and Fiber Consumption**
4) 흡연 **Smoking**
5) 과다한 음주 **Heavy Alcohol Use**
6) 육류(쇠고기, 돼지고기, 양고기), 가공육, 지방이 많이 함유된 식단
   A Diet High in Red Meat (Beef, Pork, Lamb), Processed Meats, and Fats
7) 고온에서 튀김, 굽기, 굽기 또는 기타 조리 방법을 포함한 고기 요리
   Meat Preparation Including Frying, Grilling, Broiling, or Other Methods of Cooking at Very High Temperatures
8) 대장암의 가족력 **Family History of Colorectal Cancer**
9) 대장폴립의 가족력 **Family History of Colon Polyps**
10) 대장폴립, 대장암, 직장암, 난소암, 자궁내막암, 유방암의 개인 병력
   Personal History of Colon Polyps, Colon Cancer, Rectal Cancer, Ovarian Cancer, Endometrial Cancer, or Breast Cancer
11) 2형당뇨병 **Personal Diagnosis of Type 2 Diabetes**
12) 복부에 방사선 치료를 받았던 과거력
   Previous Radiation Therapy Directed at the Abdomen

간암센터 **Liver Cancer Center**	담도 췌장암 센터 **Biliary Tract & Pancreatic Cancer Center**	대장암센터 **Colorectal Cancer Center**	위암센터 **Stomach Cancer Center**
식도암센터 **Esophageal Cancer Center**	두경부암센터 **Head and Neck Cancer Center**	뇌종양센터 **Brain Tumor Center**	혈액암 골수이식센터 **Hematologic Cancer and BMT Center**
비뇨기암센터 **Urologic Cancer Center**	폐암센터 **Lung Cancer Center**	육종 희귀암 센터 **Bone Soft Tissue Sarcoma Center**	피부암센터 **Skin Cancer Center**
유방암센터 **Breast Cancer Center**	부인암센터 **Gynecologic Cancer Center**		

Let's Talk and Practice

대장암 Colorectal Cancer Center
초기 진찰 시 질문사항

최근에, 다음과 같은 증상이 있었나요?	**Recently have you experienced the following the symptoms?**
대변에 변화가 있었나요?	**Have you had any change in bowel habits?**
대변을 보기가 힘들었거나 대변 횟수 등의 변화가 있었나요?	**Have you recently had difficulty passing stools or have there been any changes in the number of stools?**
대변이 평소보다 가늘어졌나요?	**Is your stool looser than usual?**
피가 섞인 혈변을 보거나 점액변을 본 적이 있나요?	**Have you recently had bloody stools or mucous stools?**
복부통증이나 복부 팽만, 불편감이 있었나요?	**Have you recently had abdominal pain, bloating or discomfort?**
식욕부진이나, 소화불량, 구토, 오심 등의 소화계 증상이 있었나요?	**Have you recently had digestive symptoms such as anorexia, indigestion, vomiting, or nausea?**
최근에 더 피로감을 느꼈나요?	**Have you felt more tired lately?**
복부에서 덩어리가 만져지거나 다른 점이 있었나요?	**Have you felt a lump in your abdomen or did you notice anything different?**
평소에 식사 습관이 어땠나요? 육류 위주인가요? 채식 위주인가요?	**What are your usual eating habits? Is it meat-based? Are you a vegetarian?**
이전에 대장내시경 검사를 한 적이 있었나요?	**Have you ever had a colonoscopy?**
대장내시경 검사에서 용종을 제거하거나 다른 권유 사항이 있었나요?	**Have you ever had a polyp removed during a colonoscopy or were there any other recommendations?**

가족 중에 대장암이나 다른 암을
진단받거나 치료 중인 분이 있나요?

**Has anyone in your family been
diagnosed with, or undergone
treatment for colorectal cancer or other
cancers?**

다른 병원에서 어떤 검사를 받았나요?

**What tests have you had at other
hospitals?**

통증을 어떻게 표현할까요?

암환자 교육센터에서 상담 시 필요한 정보에 대한 영어 표현을 살펴볼게요.

통증을 어떻게 표현할까요?

* **어떻게 아픈가요?**　**Could you describe your pain?**

무디고 둔탁한 통증	**Dull Pain**
칼로 찌르는 듯한 통증	**Piercing Pain**
누르는 듯한 통증	**Pressing Pain**
날카로운 통증	**Sharp Pain**
찢는 듯한 통증	**Tearing Pain**
따끔거리는 통증	**Tingling Pain**
콕콕 찌르는 통증	**Pricking Pain**
찌릿찌릿한 통증	**Shooting Pain**
욱신욱신한 통증	**Throbbing Pain**
급성통증	**Acute Pain**
만성통증	**Chronic Pain**

* **얼마나 자주 아픈가요?**　**How frequently have you experienced pain?**

가끔	**Sometime**
하루종일	**All Day**
지속적인	**Constant**
간헐적인	**Intermittent**

* 약의 주요 부작용은 어떤 게 있나요? **What are common side effects of painkillers?**

변비	Constipation
울렁거림, 구토	Nausea, Vomiting
졸음	Sleepiness (Drowsiness)
배뇨곤란	Dysuria
호흡곤란	Dyspnoea

* 비약물 통증 완화 요법은? **What is non-medicine pain treatment?**

냉온찜질	Ice or Hot pack
마사지	Massage
이완요법	Relaxation Techniques
상상요법	Imagery Techniques
기분전환요법	Diversion Techniques
운동	Exercise
고정(부목, 복대)	Fixation (Splint, Abdominal Binder)

Part

10

수술실
Operating Room

01. 환자 확인 Checking the Patient Information

02. 수술 전 Pre-Operation Information

03. 수술실 In the Operation Room

04. 마취 시 Receiving Anesthesia

05. 회복실 In the Recovery Room

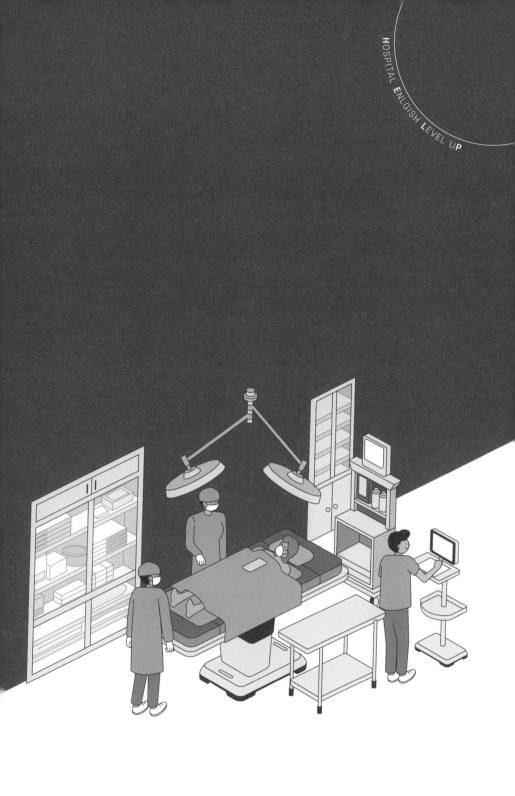

먼저 성함과 수술 부위를 확인하겠습니다.

I will check your name and operation site.

성함이 OO, 수술 부위가 AA이 맞으시죠?

Your name is OO. The operation site is AA. Correct?

긴장하지 마시고, 마음을 편히 가지세요.

Please don't be nervous. Please relax.

02 수술 전 Pre-Operation Information

수술을 받기 위한 준비사항을 점검해 보겠습니다.

I will check the preparation for the operation.

의치/콘택트렌즈를 빼고 오셨습니까?

Did you take out your dentures or contact lenses?

속옷은 다 벗었습니까?

Did you take off your underwear?

곧 수술실로 옮기겠습니다.

I will move you to the operating room soon.

이제 수술 침대로 옮기겠습니다.

I will move you to the bed for the operation.

옆의 침대로 조심스럽게 이동해 주세요.

Please move to the bed next to you.

수술 동안 상태확인을 위한 심전도와 혈압측정을 위해 이것을 부착하도록 하겠습니다.

I will put on the pad for monitoring your condition during the operation. It will measure your EKG and blood pressure.

수술부위를 면도하겠습니다.

I will shave the operation site to protect from infection.

수술부위를 소독하겠습니다.

I will disinfect the operation site.

좀 차가울 수 있습니다.

It will be a little cold.

수술부위를 제외하고는 덮을게요.

I will cover your body with a sterile cover around the operation site.

위를 보고 똑바로 누우세요.

Please lie on your back.

엎드려 주세요.

Please lie on your abdomen.

왼쪽(오른쪽)으로 돌아누워 주세요.

Please lie on your left (right) side.

앞으로 숙여주세요.

Please bend your body forward.

다리를 뻗어주세요.

Please stretch your legs out.

다리를 벌려주세요.

Please set your legs apart.

무릎을 굽혀주세요.

Please bend your knees.

약이 들어갈 때 조금 따끔할 수 있습니다.

When I give you the injection, you will feel a little pain.

국소마취를 할 것입니다.

The doctor will give you a local anesthesia.

척추마취를 할 것입니다.

The doctor will give you a spinal aesthesia.

전신마취를 할 것입니다.

The doctor will give you a general anesthesia.

마취주사를 놓겠습니다.

The doctor will give you an anesthetic injection.

05 회복실 In the Recovery Room

Mr. John 씨?

Mr. John?

Mr. John, 눈을 떠보세요.

Mr. John, open your eyes.

수술이 끝나고 이곳은 회복실입니다.

The operation is finished,
This is the recovery room.

통증이 있으세요?

Do you have any pain?

통증이 심한가요?

Is the pain severe?

기침을 하세요.

Please cough.

숨을 크게 쉬세요.

Please breathe deeply in and out.

산소 공급을 위해 산소 마스크를
씌우겠습니다.

I will put on the oxygen mask.

완전히 회복되면 병실로 모시고
가겠습니다.

When you are fully recovered,
I will move you to your room.

불편하신 점이 있으신가요?

Do you have any problems?

진통제를 놓겠습니다.

I will give you an injection for pain.

조금 기다리시면 통증이 조절될 것입니다.

Please wait for a moment, it will control the pain.

병실로 이동하겠습니다.

Now, I will move you to your room.

Coordinator. OOO

죄송합니다. 현재 저는 다른 환자 응대로 자리를 비웠습니다.

I'm sorry, I am not available now.
I am currently helping someone else (another patient).

제가 돌아올 때까지 조금 기다려 주세요.

Please wait for a moment, here until I return.

옆 창구를 이용해 주세요.

Please go to the next reception desk. (→)

급하게 도움이 필요할 경우 핸드폰으로 연락을 주세요.

If you need urgent care,
Please call me at OOO-OOOO-OOOO.

전화 연락 시 통화 연결이 되지 않으면 메시지를 남겨주세요.

If you can't call me, please send a text message.

나중에 전화를 드리겠습니다.

I will call you later.

Let's Talk and Practice

 외국인 환자를 수술실에서 만났을 때 어떤 대화를 주고받을까요?

· At the Operation Room

 먼저 성함과 수술 부위를 확인하겠습니다.

I will check your name and operation site.

당신의 이름은 Kathy고, 수술부위가 아랫배, 수술명은 충수염절제술이시죠?

Your name is Kathy. The operation site will be your lower abdominal. The operation is an appendectomy.

 네, 맞습니다.

Yes, that's right.

 옆에 침대로 조심해서 이동해 주세요.

Please move to the bed next to you.

 수술실로 이제 이동하나요?

Will I be moved to the operating room now?

 네 수술실로 옮기겠습니다. 긴장하지 마시고 마음을 편히 가지세요.

Yes, I will move you to the operating room now.

Please don't be nervous and try to relax.

...

 Ms.Kathy, 눈을 떠보세요.

Ms.Kathy, please open your eyes.

 네, 여기가 어딘가요?

Yes, where am I now?

 수술이 잘 끝나고 여기는 회복실입니다.

The operation is finished and you are in the recovery room.

 통증이 좀 있네요.

I have pain.

통증이 심한가요?

Is the pain severe?

 아니요. 심하지는 않고 조금
불편하네요.

No it is not. I just feel discomfort.

 진통제를 놓아드릴게요.
조금 기다리시면 통증이 조절될
것입니다.

I will give you an injection for pain.
This will help with the pain.

 병실로는 언제 이동하나요?

When will I move to my room?

 완전히 회복되면 병실로 모시고
가겠습니다.

When you are fully recovered, I will
move you to your room.

나는 요즘 소화가 잘 안됩니다.

영어로는 어떻게 표현할까요?

'-을 겪다, -로 힘들다, 어려움을 겪다'라는 뜻을 가진 숙어,

have trouble -ing 를 사용해서 표현해 볼게요.

＊ 나는 요즘 소화가 잘 안됩니다. **I have trouble digesting food these days.**

조금 더 다양한 표현을 살펴볼게요.

1. 저의 아버지는 요즘 무릎을 굽히는 데 어려움을 겪고 계십니다.

> **My father has trouble bending his knees these days.**

2. 나는 밤에 잠을 잘 못 잡니다.

> **I have trouble sleeping at night.**

3. 나는 요즘 기억을 잘 못합니다.

> **I have trouble remembering.**

4. 잠을 잘 자나요? 잠이 안 오거나 그런 건 딱히 없는 것 같습니다.

> **Are you sleeping well these days? I don't really have trouble sleeping.**

5. 대변을 잘 보나요? 아뇨, 대변을 보는 게 힘듭니다.

> **Are your bowel movements regular? No, I have trouble having bowel movements.**

6. 잘 먹나요? 아뇨, 요즘 음식을 잘 챙겨 먹지 못했습니다.

> **Are you eating well? No I have trouble maintaining a regular diet.**

01. 입원 시 On Admission Day

02. 입원 중 After Admission

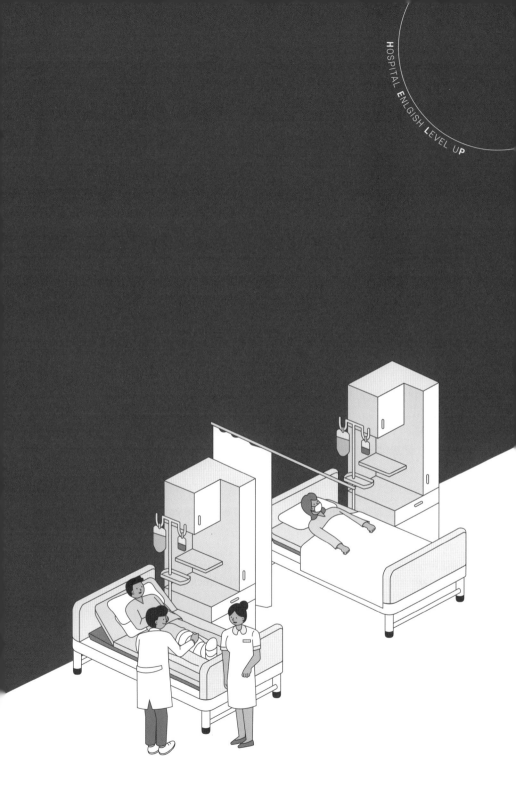

이름이 무엇입니까?

What is your name?

성함이 OOO 씨 맞으신가요?

Mr. / Ms. OO?

키와 몸무게를 측정하겠습니다.

Please measure your height and body weight.

병실로 안내해 드리겠습니다.

I will guide you to your patient room.

이곳이 지내실 병실입니다.

Here is your patient room.

먼저 병원 옷(환의)으로 갈아입어 주세요.

First, please change into your hospital gown.

환자ID 팔찌를 드리겠습니다.

I will give you a patient ID bracelet.

상태 확인을 위해 몇 가지 질문을 하겠습니다.

I am going to ask you some questions to check your condition.

지금 현재 제일 불편한 곳이 어디인가요?

What is your current problem?

언제부터 O곳이 불편하셨나요?

How long have you had these symptoms?

어떻게 아픈지 설명해 주세요.	Please describe your pain.
지금 현재 복용 중인 약이 있나요?	Are you currently taking any medications?
약을 언제부터 드셨어요?	When did you start taking it?
약 용량은요?	How much is your dose?
하루에 몇 번 약을 드시나요?	How many times per day do you take medication?
진단받은 질환이 있나요?	Have you ever been diagnosed with any disease?
언제 진단을 받으셨나요?	When was the diagnosis?
O질환에 대한 가족력이 있나요?	Do you have any family history related to O disease?
과거에 수술한 적이 있나요?	Have you ever had an operation of any kind?
언제 수술을 하셨나요?	When did you have that operation?
음식이나 약에 알레르기가 있나요?	Do you have any food or medication allergies?

의치가 있으신가요?	Are you wearing dentures?
O질환으로 치료받거나 약을 복용하신 적이 있으신가요?	Have you ever been treated for or taken medicine for O disease?
과거에 수술한 적이 있나요?	Have you ever had an operation of any kind?
언제 수술을 하셨나요?	When did you have that operation?
음식이나 약에 알레르기가 있으신가요?	Do you have any food or medication allergies?
식사는 한국식이나 서양식 중 어떤 것을 원하나요?	Do you want to have Korean or western style food?
담배를 피우십니까? 하루에 얼마나 피우십니까?	Do you smoke? How many cigarettes per day?
술을 드시나요? 일주일에 얼마나 드시나요?	Do you drink alcohol? How many drinks per week?
혈압을 측정하겠습니다.	I will measure your blood pressure.
맥박을 측정하겠습니다.	I will measure your pulse.

혈당을 측정하겠습니다.

I will measure your blood sugar.

체온을 측정하겠습니다.

I will measure your temperature.

산소포화도를 측정하겠습니다.

I will measure your oxygen saturation.

O시간마다 혈압과 체온을 측정할 것입니다.

I will measure your blood pressure and temperature every O hours.

환의가 필요하시면 이야기하세요.

If you need new hospital clothes, please let us know.

이불이 필요하시면 이야기하세요.

If you need a new blanket, please let us know.

침대 난간을 올려주세요.

Please pull up the railing(s).

침대 난간을 내려주세요.

Please put down the railing(s).

침상에 있을 때 침대 난간을 항상 올리고 계세요.

While you are in the bed, please keep the railing(s) up.

불편하시거나 문제가 있으면 호출벨을 눌러주세요.

When you feel any discomfort or experience a problem, please press the button.

잠을 잘 주무셨어요?	Did you sleep well?
오늘 컨디션은 어떤가요?	How do you feel today?
잘 주무셨어요?	Did you sleep well last night?
통증은 어제보다 어떠세요?	How's your pain?
어제와 비교하면, 10점 만점에 몇 점인가요?	Compared to yesterday, can you tell me on a scale of 1 to 10 how is your pain?
더 아프신 곳이 있으신가요?	Do you have any other symptoms?
설사는 몇 번 하셨어요?	How many times have you had diarrhea?
구토는 몇 번 하셨어요?	How many times have you vomited?
소변은 보셨어요?	Did you urinate?
소변에 피가 나왔나요?	Did you have blood in your urine?

평소와 같은 소변량이였나요?	Did you urinate the usual amount?
대변은 보셨어요?	Did you have a bowel movement?
대변에 피가 나왔나요?	Did you have blood in your stool?
대변이 물렀나요? 딱딱했나요?	Did you have a loose stool or a hard stool?
보통 크기의 대변이었나요?	Did you have a normal-sized bowel movement?
물은 얼마나 드셨어요?	How much water did you drink?
식사는 드셨어요? 평소처럼 드셨어요?	Did you have a meal? Were you able to eat normally?
식사는 얼마나 드셨나요?	How much food did you eat?
혈압을 측정하겠습니다.	I will measure your blood pressure.
맥박을 측정하겠습니다.	I will measure your pulse.
혈당을 측정하겠습니다.	I will measure your blood sugar.
체온을 측정하겠습니다.	I will measure your temperature.

산소포화도를 측정하겠습니다.	I will measure your oxygen saturation.
산소를 공급해 드리겠습니다.	I will provide an oxygen mask.
주사를 놓도록 하겠습니다.	I will give you an injection.
조금 아플 수 있습니다.	It will be a bit painful.
엉덩이 근육주사(IM)입니다.	This is an intramuscular injection.
정맥주사(IV)입니다.	It is an Intravenous Injection, IV.
이곳을 꽉 눌러주세요.	Please press here firmly.
수액은 대략 O시간 걸립니다.	It will take O hours.
주사 놓는 자리를 변경하겠습니다.	I will change the injection site.
의사의 처방이 있을 때까지 금식을 해야 합니다.	You shouldn't eat until you get the doctor's permission.
의사의 처방이 있을 때까지 물도 마시면 안 됩니다.	You shouldn't drink fluids until you get the doctor's permission.

절대안정을 O시간 동안 하셔야 합니다.	You should rest for O hours.
화장실 볼일도 누워서 보셔야 합니다.	When you need to urinate or have a bowel movement, please use the bed pan.
고개도 들지 마시고, 움직이지 마세요.	Please don't lift your head and move.
여기 소변통이 있습니다.	Here is the urine collection bottle.
유치 도뇨관을 삽입할 예정입니다.	I will insert a urinary catheter.
상처부위에는 물이 들어가면 안 됩니다.	The operation site should not get wet.
실밥 제거 후 샤워 가능합니다.	After the stitches come out, you can take a shower.
실밥 제거는 O일 이후, O날에 할 예정입니다.	The doctor will take the stitches out after O days on O/O (Month/Day).
샤워를 할 수 있게 방수테이프를 부착하겠습니다.	I will apply a waterproof bandage for showering.
샤워를 하실 수 있으나, 수술부위를 문지르시면 안 됩니다.	You can take a shower, but please don't rub the operation site.

수술부위를 소독하겠습니다.

I will clean the operation site.

입원약정서 Contract for Admission

귀 병원에서 제시한 제반 규칙을 준수함은 물론, 의사 및 간호사(또는 직원)의 정당한 지시에 순응하겠으며, 비품 또는 기물을 고의 또는 과실로 망실, 훼손한 경우에는 이의 없이 변상하겠습니다.

I will not only follow the policy of the hospital but conform with the reasonable instruction of the doctors and nurses, and will compensate for any items or equipment lost or damaged by my negligence without any objection.

입원치료 중 긴급수술이나 검사가 필요한 경우 귀 병원에서 보호자의 사전 동의 없이 시행한 진료행위에 대해 이의를 제기하지 않으며, 진료·수술 또는 수술 후에 일어나는 모든 문제에 대하여 병원 측의 진료과실이 있는 경우를 제외하고는 병원 측에 민·형사상 책임을 묻지 않음은 물론, 만일 분쟁이 생겼을 때에는 의료법 제54조의2에 의한 의료심사위원회에 그 조정을 신청할 수 있습니다.

When urgent procedures or tests are needed while I'm admitted, I will not raise any objection against the medical procedure conducted without my guardian's agreement in advance, and will not ask for any reparations from either the civil or the criminal law except when it was caused by the hospital's negligence. I can ask the medical arbitration committee for mediation in case of any dispute according to the Medical Law article 54-2.

간호·간병통합서비스병동 입원동의서 Consent on Admission in the Nursing·Care

간호 · 간병통합서비스란 간호사 · 간호조무사 등 제공인력을 추가로 투입하고 병실환경을 개선하여 보호자나 간병인이 환자 곁에 머물지 않고 의료기관이 입원환자를 직접 돌보는 제도입니다.

The nursing and care service integration system provides additional human resources such as nurses and aides and improves the environment in wards for the medical institute to take care of the admitted patients directly without having a guardian or care-giver staying close to the patient.

비급여 비용부담 동의서 Consent on Payment of Uninsured Expenses

위 본인은 현재 병원 건강보험/의료급여 요양급여 기준에서 제외 또는 인정되지 아니하는 아래의 사항에 대해 이를 충분히 이해하고 승낙하며 그에 대한 비용은 전액 환자가 부담할 것에 동의합니다.

1. 간염 예방주사를 맞기 위한 간기능 검사
2. 치료목적이 아닌 검진목적의 진료 등
3. 보험인정기준에 따른 전액환자부담 또는 법정 비급여 항목(약제, 검사, 치료재료 등)

The above person understands and agrees to pay for all medical and medically related expenses even if the procedures and expenses are not covered by insurance.

1. Liver function examination, etc. to have a hepatitis vaccine.
2. Consultation for checkups that are not for treatment.
3. Patient expenses or legally uninsured items according to the insurance policy (drugs, tests, treatment materials, etc.).

Let's Talk and Practice

 외국인 환자를 병실에서 만났을 때 어떤 대화를 주고받을까요?

• At the Patient Room

 잠은 잘 주무셨어요?

Did you sleep well?

 아니요, 통증 때문에
몇 시간 못 잤어요.

No, I didn't sleep well because of pain.

 아픈 정도가 1–10 사이 중
어느 정도인가요?

Can you describe your pain on a scale
of 1 to 10?

 어제는 6이었는데,
오늘은 8 정도예요.

Yesterday it was a 6, today it is an 8.

 다른 아프신 곳이 있으신가요?

Do you have any other symptoms?

 두통이 좀 있어요.

I have a mild headache.

 아침식사는 하셨어요?

Did you have breakfast?

 아니요, 식욕이 없어요.

No, I didn't. I have no appetite.

 담당의사 선생님이 30분 뒤인
9시에 올 겁니다. 조금만
기다려주세요.

The doctor will come here in
30 minutes, at 9am. Please wait for a
moment.

 네, 알겠습니다.

Yes, I will. Okay.

이 진료카드를 작성해 주세요.

영어로는 어떻게 표현할까요?

'(서식을 빠짐없이) 기입하다[작성하다], ……을 완전[완벽]하게 만들다'라는 뜻을 가진 동사,

complete 를 사용해서 표현해 볼게요.

* **이 진료카드를 작성해 주세요.** **Please complete this medical history.**

조금 더 다양한 표현을 살펴볼게요.

Medical History Questionnaire

치료목적 Reason for Therapy		수상일/질병발병일 Date of Injury or Onset	

이전에 상기 증상으로 치료받은 적이 있나요?
Have you ever received medical treatment for the condition mentioned above?

있다면, 언제인가요? If so, when?		치료내용 Treatment Underwent	

현재 또는 이전에 해당되는 질환이 있나요?
Do you have now or have you ever had any of the following?

	YES	NO
고혈압 High Blood Pressure		
혈관질환 Vascular Disease		
천식 Asthma		
당뇨병 Diabetes		
암 Cancer		
간질환 Liver Disease		
신장질환 Kidney Disease		

	YES	NO
간염 Hepatitis		
체중감소 또는 증가 Weight Loss or Gain		
갑상선 질환 Thyroid Disease		
청력감소 Hearing Loss		
우울증 Depression		
불안감 Anxiety		
심장질환 Heart Disease		

안내데스크
Information Desk

01. 안내데스크 Information Desk

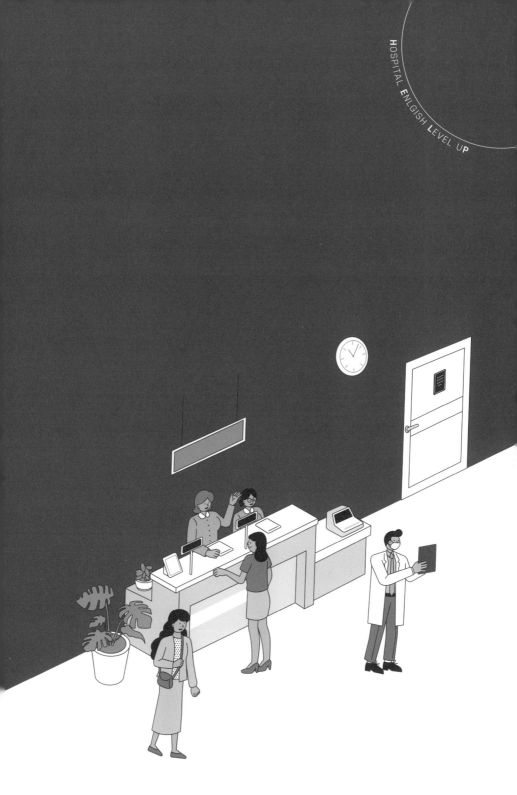

01 안내데스크 Information Desk

근처에 가까운 약국이 어디에 있나요?

Is there a pharmacy nearby?

병원 안에 ATM기가 어디에 있나요?

Is there an ATM in the hospital? Where is there an ATM?

휠체어를 빌릴 수 있나요?

Can I borrow a wheelchair, please?

어디에서 빌릴 수 있나요?

Where can I borrow a wheelchair?

1층에 정수기가 어디에 있나요?

Where is the water purifier on the 1st floor?

간병인을 찾고 있어요.

I am looking for a care giver.

접수는 어디서 하나요?

Where is the reception desk?

2층에 공중전화기는 어디에 있나요?

Where is the public phone on the 2nd floor?

자판기는 어디에 있나요?

Where is the vending machine?

장애인 화장실은 어디에 있나요?

Where is the disabled toilet?

폰 충전기계는 어디에 있나요?	Where can I charge my cellphone?
급속 충전도 가능한가요?	Is rapid charging available?
충전기는 어떻게 사용하나요?	How do I use the charger?
화장실에서 휴대폰을 잃어버렸어요.	I lost my cell phone in the restroom.
분실물 신고는 어디에 하나요?	Where can I report it?
병문안 왔는데 짐을 잠시 보관해 줄 수 있나요?	I will visit a patient's room. Could you keep my luggage for a while?
아이를 찾고 있어요. 미아 방송을 할 수 있나요?	I lost my child. Could you make an announcement, please?
의료기상은 어디에 있나요?	Where is the medical supply store?
베이커리는 어디에 있나요?	Where is the bakery?
병원 내 식당은 어디에 있나요?	Is there a restaurant in the hospital? Where is it?
병원에서 와이파이를 쓰려고 하는데, 어떻게 하나요?	I would like to access WIFI. How can I do that?

주차장으로 가려면 어떻게 가나요?

How do I go to the parking lot?

면회 시간은 어떻게 되나요?

When are the visiting hours?

병원진료 시간은 어떻게 되나요?

When are the hospital opening hours?

병원 브로슈어를 받아볼 수 있나요?

Can I get a hospital brochure?

입원환자 병실조회는 어떻게 하나요?

How can I find a patient's room?

- 해외보험사: Binibani Insurance Compnay
- 환자: Na Moo, KIM
- 병원: A병원(Binibani Insurance Compnay와 A병원은 의료협약이 체결된 상태)

1) Na Moo, KIM 환자가 먼저 보험사에 어떤 증상을 가지고 A병원에 가겠다고 연락

2) Binibani Insurance Compnay에서는 해당 건에 대한 검토 이후, A병원에 GOP 전송

> **GOP: Guarantee of Payment**
> 해외보험사가 의료기관에게 진료비 지불에 대하여 보증을 해주는 서류로, 지불비, 보험금 청구금 상환의 근거 서류가 된다.

3) 환자는 병원에 예약된 날짜에 진료 보기

4) 진료 이후에 해외보험사에 Na Moo, KIM 환자의 진료비 영수증이랑 의사처방지 송부

5) 해외보험사에 받게 되는 지불에 관한 영수증 내역서

Date of service	Procedure	Amount Billed		Patient's resposibility	
	Description	Billed Amount	Covered Amount	Deductible Amount	Copay Amount
DD-MM-YY	Consultation				
	Medication				
	Laboratory				

※**Deductible**: 보험사가 병원에 진료비를 지급하기 전에 환자가 병원에 직접 지불해야 하는 금액
※**Copay**: 의료서비스를 받고 보험회사가 부담하는 금액 외에 직접 지불해야 하는 금액

Let's Talk and Practice

 실제로 외국인 환자를 안내데스크에서 만났을 때 어떤 대화를 주고받을까요?

 안녕하세요.

Hello.

 안녕하세요.
무엇을 도와드릴까요?

Hello, may I help you?

 편의점이 어디에 있나요?

Where is the convenience store?

 쭉 직진해서, 오른쪽으로 돌면
있어요.

Go straight and it's on the right side.

 화장실은 1층에 있나요?

Is there a rest room on the 1st floor?

 네, 로비 중앙에서 왼쪽으로 돌면
있어요.

Yes, there is.
From the middle of the lobby, look to
the left.

 건강증진센터는 어디에 있나요?
장소를 이전했나요?

Where is the health screening center?
Have they moved it?

 최근에 이전했어요.
병원 2층에서 야외 주차장으로
나가, 맞은편 건물 1층에 있어요.

Yes, they moved recently.
You need to go the 2nd floor, and exit at
the parking lot. Then cross the road. The
center is in that building on the 1st floor.

오늘 예약하셨어요?

영어로는 어떻게 표현할까요?

'(특히 업무 관련) 약속'이라는 뜻을 가진 명사,

appointment 를 사용해서 표현해 볼게요.

* 오늘 예약하셨어요?　**Did you make an appointment for today?**

조금 더 다양한 표현을 살펴볼게요.

1. 오늘 저는 가정의학과에 예약이 되어 있어요.

   Today, I made an appointment at the Family Clinic.

2. 오늘 저는 정형외과에 2시에 예약이 되어 있어요.

   Today, I made an appointment at Orthopedics at 2pm.

3. 오늘 예약이 되어 있지 않아요. 예약자 명단에 없어요.

   You don't have an appointment for today. You are not on the schedule.

4. 언제 예약을 잡아 드릴까요? 몇 시가 좋으세요?

   When do you want to make an appointment? What time is best?

5. 전화로 예약이 가능한가요? 홈페이지로 가능한가요?

   Can I make an appointment by telephone or on the hospital website?

6. 오늘 예약일이 아니에요. 어제 예약이 되어 있어요.

   Your appointment is not today. It was yesterday.

병원 사인물
Hospital Signs

01. 부서 Departments
02. 직함 Job Title
03. 외래 Outpatient Department
04. 병동 Wards

01 부서 Departments

마케팅실	**Marketing Office**	비서실	**Secretary Office**
기획실	**Planning Office**	고객만족실	**Customer Satisfaction Office**
홍보실	**Public Relations Office**	상담실	**Consultation Office**
총무실	**General Affairs Office**	중앙공급실	**Central Supply Office**
관리실	**Management Office**	의료정보실	**Medical Records Office**
영양실	**Nutrition Office**	전화교환실	**Telephone Switchboard Office**
시설실	**Facilities Office**		
재무실	**Accounting Office**	봉제실	**Sewing Office**
감염관리실	**Infection Control Office**	장례실	**Funeral Parlor Office**
질 관리실 (QI실)	**Quality Improvement Office**	입원계	**Admission Department**
약제실	**Pharmacy**	퇴원계	**Discharge Department**
원무실	**Admission Office**	접수계	**Reception Desk**
국제협력실	**International Cooperation Office**	식당	**Dining Hall**
장례식장	**Funeral Hall**	전기실	**Electric Section Office**
건강관리실	**Health Care Office**	영선실	**Building and Repairs Office**
경영지원실	**Management Support Office**		
경영관리실	**Administration Office**		

02 직함 Job Title

병원장	**President**
부원장	**Vice-President**
명예원장	**Honorary Director**
주임교수	**Chairman, Department of O**(진료과)
임상과장	**Chief, Department of O**(진료과)
소장(센터장)	**Director, Department of O**(진료과)
교수	**Professor**
부교수	**Associate Professor**
조교수	**Assistant Professor**
전임강사	**Instructor**
임상강사	**Fellow**
간호사	**Nurse**
간호조무사	**Nurse Assistant**
방사선사	**Radiology Technician**
임상병리사	**Laboratory Technologist**
물리치료사	**Physical Therapist**
언어치료사	**Language Therapist**

음악치료사	**Music Therapist**
운동치료사	**Exercise Therapist**
피부관리사	**Esthetician**
놀이치료사	**Play Therapist**
원예치료사	**Horticultural Therapist**
심리상담사	**Psychologist**
영양사	**Nutritionist**
조리사	**Cook**
간병인	**Caregiver**

근전도검사	Electromyo-graphy(EMG) Room
뇌파검사	Electroencephalo-graphy(EEG) Room
MRI실	MRI Room
CT실	CT Room
초음파실	Ultra Sonography Room
유방촬영실	Mammography Room
일반촬영실	X-ray Room
파노라마실	Panorama Room
체외충격파 쇄석술실	Extracorporeal Shock Wave Lithotripsy Room
외래검사실	Outpatient Examination Room
심전도실	EKG (Electrocardio-graphy) Room
폐기능검사실	PFT (Pulmonary Function Test) Room
알레르기검사실	Allergy Examination Room

물리치료실	Physical Therapy Room
혈관조영 촬영실	Angiography Room
중앙공급실	Central Supply Room
수유실	Breast-Feeding Room/ Station
원목실	Chapel
휴게실	Resting Place
강당	Auditorium
회의실	Conference Room
당직실	Duty Office
원무창구	Registration desk
모유수유실	Nursing Room (Breast-Feeding Room)
창고	Storage
화장실	Restroom
상담실	Consultation Room
주사실	Injection Room

의료기상	Medical Supply Store	진료가 없음	Currently Not Available
안내데스크	Information Desk	학회 참석 중	Attending a Conference
비즈니스실	Business Room	휴진	Day Off
편의점	Convenience Store	잠시 자리 비움	Temporarily Unavailable
카페	Cafeteria	환자전용	Patient Only
소화기	Fire Extinguisher	직원전용	Staff Only
현금인출기(ATM)	Cash Dispenser (Automatic Teller Machine, ATM)	장애인전용	Disabled People Only
동전교환기	Coin Changer	앰뷸런스전용	Ambulances Only
자판기	Vending Machine	관계자 외 출입금지	Authorized Staff Only
게시판	Bulletin Board	엘리베이터 이용	Use Elevators
우체통	Postbox	엘리베이터 사용금지	Do Not Use Elevators
기대지 마세요.	Please don't lean here.	화재 시 엘리베이터 사용금지	Do Not Use Elevators in Case of Fire
신발을 벗고 올라가세요.	Please take your shoes off and stand on the scale.	엘리베이터 일시 사용중지	This Elevator is Temporarily Out of Service
협조 부탁드립니다.	Please follow my instructions.	계단이용	Use Stairs
진료실에서 들어오시기 전에 핸드폰을 꺼주세요.	Before coming to the doctor's office, please turn off your cellular phone.		
진료 중	Currently Available		

04 병동 Wards

금식	**No Food Without a Doctor's Permission**	오염 의료폐기물	**Soiled Medical Waste**
절대안정	**Please Allow the Patient to Rest**	면회금지	**Restricted Visitation**
낙상조심	**Be Careful Not to Fall**	면회사절	**No Visitor Allowed No Visitation**
왼팔(오른팔) 사용금지	**Don't Move Your Left(Right) Arm.**	센시등	**Light Sensor**
왼발(오른발) 사용금지	**Don't Move Your Left(Right) Leg.**	O기 사용법	**O Instructions**
사용 중 ↔ 미사용 중	**In Use ↔ Vacant (Not Used)**	냉난방기 사용법	**Heating and Cooling Instructions**
소독물품	**Disinfected Items**	손소독제	**Hand Sanitizer**
식판 두는 곳	**Put Your Dishes Here**	좌욕실	**Sitz Bath Room**
음식물쓰레기	**Food Trash**	물품보관실	**Baggage Room**
재활용품	**Recycling**	옥외정원	**Roof Garden**
세탁물 두는 곳	**Put Your Laundry Here**	샤워실	**Shower Room**
일반세탁물	**Laundry**	격리병동	**Isolation Ward**
오염세탁물	**Soiled Laundry**		
일반 의료폐기물	**Medical Waste**		

건강을 위한 3가지 약속, Please do three things for your health.

+3! 자주 씻어요, 올바르게 씻어요, 깨끗하게 씻어요.
Wash your hands often, correctly and completely.

+6! 올바른 손 씻기 방법의 6단계가 있습니다.
There are six steps to wash your hands. Follow the pictures.

+5: 바로 오늘부터 실천하세요.
Will you start today?

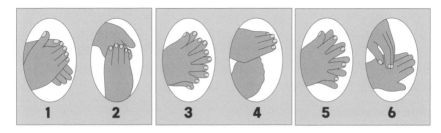

1. 손바닥과 손바닥을 마주 대고 문질러 줍니다. **Rub palm to palm.**
2. 손가락을 마주 잡고 문질러 줍니다. **Rub the base of the thumbs.**
3. 손등과 손바닥을 마주 대고 문질러 줍니다. **Rub the palm and back of each hand.**
4. 엄지손가락을 다른 편 손바닥으로 돌려주면서 문질러 줍니다. **Rub the thumbs.**
5. 손바닥을 마주 대고 손깍지를 끼고 문질러 줍니다.
   Rub palm to palm interlacing the fingers.
6. 손바닥을 반대편 손바닥에 놓고 문지르며 손톱 밑을 깨끗하게 합니다.
   Rub your palms with your fingertips.

화재 발생 시 Fire (In Case of Fire)

현재 "OO관 OO층 OO호실"에 화재가 발생하였습니다.
환자 및 보호자께서는 직원 안내에 따라 안전지역으로 긴급 대피하여 주십시오.
(방송 3회 실시)

> There is a fire, in the O building on the O floor, in patient room O.
> Patients, guardians, please cooperate with hospital staff and take shelter in
> the hospital. (Repeat 3 times)

화재 종료 시 End of Fire

안내 말씀드리겠습니다.
"OO관 OO층 OO호실"에서 발생된 화재는 현재 시간부로 완전히 진화되었습니다.
환자 및 내원객 여러분의 협조에 감사드리며, 앞으로 화재예방에 만전을 기하도록 노력하
겠습니다. 불편을 끼쳐드려 대단히 죄송합니다. (방송 3회 실시)

> Attention, please.
> The fire in O building on the O floor, in patient room O is now extinguished.
> Thank you for your cooperation. We do our best to prevent fires. We sincerely
> apologize for any inconvenience. (repeat 3 times)

지진 발생 시 Earthquake

안내 말씀드립니다. 현재 진원지 OO에서 0.0 규모 지진이 발생하였습니다.
저희 병원은 □ 규모의 내진설계로 되어 있어 안전하오니, 환자 및 보호자분께서는 당황하
시는 일이 없으시기 바랍니다.

> Attention, please. Thers is an earthquake.
> The source area is O, magnitude □.
> Our hospital is built with an earthquake resistant design.
> Please don't panic.

Let's Talk and Practice

 외국인 환자가 병원에 처음 병원을 방문했을 때, 어떤 대화를 주고받을까요?

 안녕하세요, 이비인후과가 어디에 있나요?

Hello, how can I get to Otorhinolaryngology Department?

 오늘 예약을 하셨나요?

Did you make a reservation today?

 아니에요, 오늘 처음 왔어요.

No, today it is first time.

 그럼 '첫 진료라운지'를 방문하셔서, 안내 받으시면 되어요.

You need to go to the 'First Visit Lounge', our staff will guide you.

 '첫 진료라운지'요? 어디에 위치해 있나요?

'First visit Lounge'? Where is it?

 앞쪽으로 걸어가셔서, 코너에서 오른쪽으로 돌면 보이실 거예요.

Please go straight and then turn right at the corner. You can find it.

 감사합니다. 그런데, "첫 진료라운지"는 어떤 곳인가요?

Thank you. What does the "First Visit Lounge" do?

 저희 병원을 처음 찾는 환자에게 접수, 진료 관련 상담, 진료과 위치 설명 등 병원 이용을 도와드리는 곳이에요.

The lounge assists with registration, medical consultation, explanation of each medical department's location for the first visit patient.

 도움이 많이 되겠네요. 감사합니다.

It might help.
Thank you.

긴장성 두통을 앓고 있나요?

영어로는 어떻게 표현할까요?

'~로 고통 받다, 앓고 있다'라는 뜻을 가진 숙어,

suffer from 을 사용해서 표현해 볼게요.

＊ 긴장성 두통을 앓고 있나요?　**Do you suffer from tension headaches?**

조금 더 다양한 표현을 살펴볼게요.

1. 많은 사람들이 더위로 고통받고 있습니다.

   Many people are suffering from the heat.

2. Miss. Minji 환자는 3년 전부터 과민성 대장 증후군을 앓고 있습니다.
   많은 환자들이 과민성 대장 증후군을 앓고 있습니다.

   The patient, Ms. Minji has suffered from severe irritable bowel syndrome (IBS) for 3years.
   I have several friends who suffer from IBS – Irritable Bowel Syndrome.

3. 나는 천식과 알레르기를 앓고 있습니다. 봄이 되면 더욱 심해집니다.

   I suffer from asthma and allergies. In the spring season, it is worse.

4. 성인 10명 중에 2명이, 불안과 공황장애를 앓고 있습니다.

   Two in ten adults suffer from anxiety and panic disorders.

5. 다음 중 어떤 문제를 앓고 있나요?
  두통(□ 이마 □ 관자놀이 □ 편두통 □ 부비강)

  Do you suffer from any of the following?
  Headaches (□ Forehead □ Temples □ Migraine □ Sinus)

6. 아이들이 미세먼지로 인해 호흡기 질환을 앓고 있다.

  Children suffer from respiratory disease due to fine dust.

Part

14

동의서
Medical Consent Form

01. 환자의 현재 상태 및 특이사항
    Patient's Current Status and History
02. 관상동맥 조영술 동의서
    Consent for Coronary Angiography
03. 대장내시경 설명 및 동의서
    Explanation and Consent for Colonoscopy
04. 수술(시술/검사) 설명 및 동의서
    Explanation and Consent for Operation (Examination/Procedure)
05. 마취동의서 Consent for Anesthesia
06. 마취 시 본인 부담 항목 안내
    Information on Analgesics not Covered by Insurance

진단명 Diagnosis			
수술명(검사/시술) **Name of Operation** **(Examination/** **Procedure)**			
시행 예정일 **Expected Date**			

| 참여
의료진
Attending
Doctor | 주치의
(집도의 1)
Charge
Doctor | 이름 Name | □ 전문의(전문과목:)
   Specialist
   (Medical Department:)
□ 일반의(진료과목:)
   General Doctor
   (Medical Department:) |

과거병력 **Past History** (질병 · 상해전력) **Illness** **and Injury Experience**	□ 유 **Yes** □ 무 **No** □ 미상 **Unknown**	알레르기 **Allergy**	□ 유 **Yes** □ 무 **No** □ 미상 **Unknown**
특이체질 **Idiosyncratic Reaction**	□ 유 **Yes** □ 무 **No** □ 미상 **Unknown**	당뇨병 **Diabetes**	□ 유 **Yes** □ 무 **No** □ 미상 **Unknown**
고 · 저혈압 **Hypertension ·** **Hypotension**	□ 유 **Yes** □ 무 **No** □ 미상 **Unknown**	마약사고 **Drug Abuse**	□ 유 **Yes** □ 무 **No** □ 미상 **Unknown**
복용약물 **Taking Medication**	□ 유 **Yes** □ 무 **No** □ 미상 **Unknown**	기도이상 유무 **Airway Problem** **(Obstruction or Stricture)**	□ 유 **Yes** □ 무 **No** □ 미상 **Unknown**
흡연 여부 **Smoking**	□ 유 **Yes** □ 무 **No** □ 미상 **Unknown**	출혈소인 **Bleeding Tendency**	□ 유 **Yes** □ 무 **No** □ 미상 **Unknown**
심장질환(심근경색증 등) **Heart Disease** **(Myocardial Infarction)**	□ 유 **Yes** □ 무 **No** □ 미상 **Unknown**	호흡기질환 (기침 · 가래 등) **Respiratory Disease** **(Cough, Sputum)**	□ 유 **Yes** □ 무 **No** □ 미상 **Unknown**
신장질환(부종 등) **Kidney Disease (Edema)**	□ 유 **Yes** □ 무 **No** □ 미상 **Unknown**	기타 **Others**	□ 유 **Yes** □ 무 **No** □ 미상 **Unknown**

02 관상동맥 조영술 동의서
Consent for Coronary Angiography

1. 관상동맥 조영술의 목적 및 효과
Purpose and Effect of Coronary Angiography

환자가 호소하는 흉통이 관상동맥질환에 의한 증상으로 의심되는 경우 정확한 심장혈관의 구조와 협착 정도를 평가할 수 있고, 경피적 성형술을 통해 관상동맥 질환을 치료할 수 있습니다.

We may perform coronary angiography if you have symptoms of coronary artery disease, such as chest pain (angina). The X-ray machine rapidly takes a series of images (angiograms), offering a look at your blood vessels. A coronary angiography is performed to show any narrowing or blockage of your coronary arteries. If necessary, your doctor can recommend a treatment for obstructed heart vessels.

2. 관상동맥 조영술 과정 및 방법
The Procudrye and Method to Coronary Angiography

관상동맥 조영술 및 확장성형시술은 손목이나 대퇴부의 동맥으로 가느다란 플라스틱관(도자)을 관상동맥 입구에 삽입한 후 조영제를 이용하여 방사선 조영술을 시행하게 되며 관상동맥의 협착 정도를 평가한 후 흉통의 원인으로 의심되는 병변을 풍선성형술 또는 그물망 삽입술로 치료합니다.

After an injection of local anesthetic, a fine tube (catheter) is put into the artery in the groin/arm. The tube is carefully passed into each coronary artery. A series of pictures are taken using x-rays and a contrast media (x-ray dye). If there are significant lesions, we can immediately perform balloon angioplasty and insert intravascular stents.

3. 관상동맥 조영술 후 회복과정 중에 발생할 수 있는 합병증
Possible Complications During Coronary Angiography

진단적 관동맥 조영술 **A Diagnostic Coronary Angiography**	경피적 관동맥 성형술 **Percutaneous Transluminal Coronary Angioplasty (PTCA)**
부정맥 **Arrhythmia**	조영제로 인한 혈전증 **Thrombosis Cause by Contrast Dye**
심장 또는 대혈관 파열 **Rupture of Heart or Large Vessels**	재협착 **Restenosis**
감염 **Infection**	급성혈관폐색 **Acute Artery Occlusion**
알러지 반응 **Allergic Reaction**	동맥 박리 **Arterial Dissection**
급성신부전/신손상 **Acute Renal Failure / Kidney Injury**	심근 경색 **Myocardial Infarction**
	뇌졸중 **Stroke**

03 대장내시경 설명 및 동의서
Explanation and Consent for Colonoscopy

1. 검사의 목적 및 효과 Purpose and Effect of a Colonoscopy

대장내시경 검사는 대장의 질환(염증, 용종, 암 등)을 진단하기 위해 항문으로 내시경을 삽입하여 대장의 내부를 관찰하고 사진을 촬영하고 필요시 시술(폴립절제술)까지 시행할 수 있는 검사입니다.

A colonoscopy is an exam used to detect changes or abnormalities (inflammation, polyp, cancer) in the large intestine (colon) and rectum. During a colonoscopy, a long and flexible tube (colonoscope) is inserted into the rectum. A tiny video camera at the tip of the tube allows the doctor to view the inside of the entire colon. If necessary, polyps or other types of abnormal tissue can be removed through the scope during a colonoscopy. Tissue samples (biopsies) can be taken during a colonoscopy as well.

2. 수술(시술, 검사)의 과정 수술(시술, 검사)부위 및 추정 소요시간
Method, Process and Estimated Time of an Endoscopy

– 검사 전 불편감을 줄이기 위해 위장 운동억제제를 투여받은 후 왼쪽으로 누운 상태에서 검사가 시행됩니다.

To reduce the discomfort during the test, after an antispasmodics injection, you lie on the left side for the test.

– 진정 주사 후 의식이 몽롱하지만, 진정 및 수면이 유도되지 않는 경우 추가로 주사제를 투여하지만 호흡억제 등의 부작용이 발생할 가능성이 있는 경우에는 진정 및 수면이 유도되지 않더라도 검사를 진행하는 경우도 있습니다.

After receiving a sedative, if you are not adequately sedated, we will give you more sedative. If there is a possible complication of respiratory depression, we will perform the procedure without additional sedation.

– 점막이 비정상적으로 자라 혹이 되어 위나 대장의 안쪽으로 돌출되어 있는 상태를 폴립이라고 합니다. 폴립이 발견되면 가능한 제거하는 것이 좋으며 특히 선종성 폴립은 암으로 진행할 수 있는 중요한 암의 전 단계이므로, 반드시 용종절제술(폴립제거술)을 받아야 합니다. 폴립(용종)이 있으면 대장내시경 검사를 하면서 올가미 등을 이용하여 절제, 제거할 수 있고 출혈 등의 합병증이 나타나면 지혈치료를 할 수도 있습니다.

Polyps are abnormal tissue growths that most often look like small, flat bumps or tiny mushroom like stalks. They arise from the epithelial cells in the stomach and large intestine. Polyps can contain or can become cancerous tumors (malignant). An adenomatous polyp can become a cancerous tumor (malignant), or can be pre-cancerous. So, you should undergo a polypectomy. During the procedure, we detect polyps and remove them.

1. 수술(시술, 검사)의 목적 및 효과
   Purpose and Effect of Surgery (Procedure, Examination)

2. 수술(시술, 검사)의 과정 수술(시술, 검사)부위 및 추정 소요시간
   Method, Process and Estimated Time of Operation (Procedure, Examination)

3. 발현 가능한 합병증(후유증)의 내용, 정도 및 대처방법
   Possible Complications and Method of Treatment

4. 수술(시술, 검사)관련 주의사항(수술 후 건강관리에 필요한 사항)
   Precautions Related to Operation (Procedure, Examination)(Necessary for Postoperative Health Care)

5. 수술(시술, 검사)방법의 변경 또는 수술 범위의 추가 가능성
   Change of the Operation Method or Site

   수술의 시행 도중에 환자의 상태에 따라 미리 설명하고 동의를 얻을 수 없을 정도로 긴박한 수술방법의 변경 또는 수술 범위의 추가가 요구되는 경우에는 이에 따른 수술의 시행 후에 지체 없이 그 변경 또는 추가의 사유 및 수술의 시행결과를 환자 또는 대리인에게 설명하도록 합니다.

   If a change in the surgical procedure or the addition of a surgical scope is required to explain the patient's condition, and urgent consent can't be obtained, explain the reasons to the patients.

6. 주치의(집도의)의 변경 가능성 Possibility to Change the Primary Care Physician

   수술(시술, 검사) 과정에서 환자의 상태 또는 의료기관의 사정[응급환자의 진료, 주치의(집도의)의 질병·출산 등 일신상 사유, 기타 변경사유]에 따라 부득이하게 주치의(집도의)가 변경될 수 있습니다. 이 경우 수술(시술, 검사)의 시행 전에 환자 또는 대리인에게 구체적인 변경사유를 설명하고 서면동의를 얻도록 합니다.

   During the course of a procedure, the primary care physician could be changed depending on the condition of the patient or a condition of the medical institution (medical treatment of emergency patients, personal circumstances of the doctor such as illness, childbirth etc.). In this case, the specific reason for the change will be explained and written consent will be obtained from the patient or his/her guardian before the surgery (procedure, examination).

7. 예정된 수술(시술, 검사) 외에 시행 가능한 다른 치료 방법

Other treatments or methods can be performed besides the scheduled operation (procedures, tests).

　□ 없음 No　□ 있음 Yes

8. 치료를 하지 않은 경우의 예후 Prognosis Without Treatment

9. 환자 보호자 참여하에 수술, 시술 부위표시

Operation Area Marking with Patient or Guardian Participation

　□ 유 Yes　　□ 무 No

10. [수혈 동의] 수혈과 관련된 문제

[Transfusion Consent] Complications Related to Transfusion

(□ 동의합니다. I agree　□ 동의하지 않습니다. I do not agree)

수술 중 수혈이 필요할 수도 있습니다.

Transfusion May Be Necessary During Operation

: 감염, 수혈반응(용혈성, 알러지성, 발열, 혈액량 과다), 혈액응고장애, 저체온

Complications: Infection, Transfusion Reaction (Hemolytic Anemia, Allergic Reaction, Fever, Excessive Blood Volume), Blood Clotting Disorder, Hypothermia.

05 마취동의서 Consent for Anesthesia

1. 마취의 목적 및 필요성 Purpose and Necessity of Anesthesia

수술 및 시술, 검사를 위해 전신마취, 부위마취 및 감시마취관리(Monitored Anesthesia Care)가 필요한 경우 시행합니다.

Anesthesia, surgical examination and monitored anesthesia will be performed as part of a standard surgical procedure.

2. 현 환자상태에 적합한 마취방법 및 과정, 결과
Suitable Anesthesia Methods for the Patient

방법 Methods		과정, 결과 Process, Result
□전신마취 **General Anesthesia**	과정	전신마취제 주사 후 기관 내 삽관 또는 마스크 삽입 후 인공적으로 호흡 유지 **After an injection of anesthesia, the patient will be artificially respirated through endotracheal intubation (a breathing tube inserted in the throat) or a mask.**
	결과	완전한 의식소실, 감각신경, 운동신경 및 반사반응의 차단 **Complete loss of consciousness. Total block of sensory, motor, neural, and reflux reactions.**
□부위마취 (척추, 경막외 마취) **Local Anesthesia (Spinal Anesthesia, Epidural Anesthesia)**	과정	환자의 척추부위 주사를 통한 약물의 투여 **Anesthesia is injected into the spine.**
	결과	하반신의 감각신경, 운동신경 및 반사기능의 차단. 수술 후 진통에 효과적 **Block of sensory, motor, neural, and reflux reactions in the lower body. Effective for post-operative pain relief.**
□감시마취 관리 **MAC (Monitored Anesthesia Care)**	과정	자발호흡을 유지하면서 진정제와 진통제 투여 **Patient breathes independently. Sedatives and painkillers are administered via injection.**
	결과	불안, 통증의 감소와 부분적 또는 완전한 기억상실 **Reduces anxiety and pain, little to no memory of the procedure.**

3. 마취과정 중 발생 가능한 합병증 Possible Complications

방법 Methods	부가적으로 발생할 수 있는 위험 **Additional Complication After Anesthesia**
전신마취 후 **After General Anesthesia**	□ 성대, 치아손상, 눈에 불편감 내지 손상 **Discomfort or injury of vocal cords, teeth and eyes** □ 무기폐, 폐렴, 기흉, 단기간의 인공호흡기 사용 **Atelectasis, Pneumonia, Pneumothorax, Short-term artificial respirator use** □ 심혈관계 부작용: 뇌혈관장애, 부정맥, 심근경색, 사망 **Cardiovascular problems as Cerebrovascular disease, Arrhythmia, Myocardial infarction, Death.** □ 오심, 구토 및 약물과민반응 **Nausea, Vomiting and Drug hypersensitivity.** □ 간부전, 신부전 **Acute liver failure, Renal failure.** □ 수술 중 각성이나 수술 후 회복지연 **Awakening during surgery, Delayed recovery.**
부위마취 후 **After local anesthesia**	□ 두통 **Headache** □ 요배부통 **Lower-back pain** □ 배뇨곤란 **Voiding dysfunction** □ 신경성 후유증 **Neurological sequelae** □ 감염 **Infection** □ 쇼크 **Shock**

4. 마취 전, 후 환자가 준수하여야 할 사항 Precautions Related to Anesthesia

1) 수술 전 금식시간을 준수하여야 합니다.
   Before the operation, the patient must fast for the required time.

2) 수술 전 의료진의 복약지도를 준수하여야 합니다.
   Before the operation, the patient must take medicine according to the doctor's orders.

3) 수술 전 환자의 신체상태, 복약 등에 대한 변화가 있을 시 미리 의료진에게 알려주십시오.
   Before the operation, if the patient's condition changes in any way, they must notify the doctor.

1. 통증 자가 조절장치(PCA): 개두술, 암환자 수술 등은 급여

Patient-Controlled Analgesia (PCA):
- **Patient Controlled Analgesia will be fully covered by insurance for patients undergoing a craniectomy or cancer patients.**

통증이 있을 때마다 환자 스스로 소량의 진통제를 안전하게 투여할 수 있도록 기구를 사용하는 방법입니다. 진통효과가 우수하고, 환자 본인이 자율적으로 필요시 신속하게 투여할 수 있습니다.

This device allows a patient to safety administer pain medication via an intravenous line at the push of a button, whenever they are in pain. PCA is an effective method of pain relief, as the patient is able to independently administer painkillers as soon as they experience discomfort.

2. 통증 자가 조절장치(PCA)를 사용하지 않는 경우, 담당의사가 필요하다고 결정한 표준용량의 진통제를 부작용이 발생하지 않도록 안전하고 필요하다고 인정하는 간격으로 투여합니다.

If a patient does not want Patient-Controlled Analgesia (PCA), a nurse will administer painkillers via injections under instruction of the doctor. Injections will be given at safe intervals to ensure that thepain is kept under control.

3. 가온 가습 마취회로(Mega Acer KIT)

※ 전신 마취 시 환자가 흡입하게 되는 차고 건조한 마취가스를 가온, 가습하는 장치입니다.
전신 마취 시 시간이 경과함에 따라 필연적으로 발생하는 저체온증을 예방합니다.
특히 2시간 이상 수술하게 되는 노인환자는 꼭 필요합니다.

Mega Acer Kit
※ **Under general anesthesia, the Mega Acer Kit provides heated and humidified anesthetic gases in order to prevent hypothermia during an operation.**
This treatment is especially necessary for elderly patients undergoing an operation over 2 hours.

4. 수술 중 마취심도 감시기(BIS and Sedline)

※ 전신 마취 시 뇌 활동을 감시하여 수술 중 각성 여부를 감시하고, 적절한 마취 깊이를 유지하여 마취에서 회복되는 시간을 단축시킬 수 있습니다.

Bispectral Index (BIS) and SD Line (Anesthesia Depth Monitor)

※ **This device monitors brain activity during general anesthesia to monitor a patient's alertness during surgery, and maintain proper anesthetic depth to reduce recovery time.**

5. 식도체온계(Esophageal Stethoscope and Temperature Probe)

※ 정확한 환자의 심부체온을 지속적으로 감시하기 위하여, 식도에 삽입하는 체온계입니다.

Esophageal Stethoscope and Temperature Probe

※ **This is a thermometer inserted into the esophagus to continuously and accurately monitor the patient's core body temperature.**

TIP 환자의 권리와 의무 Patient Rights & Responsibilities

환자의 권리 Patient Rights

1) 진료받을 권리 **The Right to Have Medical Service**

2) 알 권리 및 자기결정권 **The Right to Know and Make a Decision**

3) 비밀을 보호받을 권리 **The Right to Keep Health Treatment a Secret**

4) 상담 및 조정을 신청할 권리 **The Right to Deal with a Conflict**

5) 가치관이나 신념을 존중받을 권리 **The Right to Respect Values or Beliefs**

6) 안전한 의료환경에서 의료서비스를 제공받을 권리
   The Right to Receive Healthcare in a Safe Healthcare Environment

환자의 의무 Patient Responsibilities

1) 의료진에 대한 신뢰 및 존중의 의무
   The Obligation to Trust and Respect all Medical Staff

2) 부정한 방법으로 진료를 받지 않을 의무
   The Obligation to Get the Proper Treatment Without Violating the Law

3) 병원 내 관련 규정 준수 의무
   The Obligation to Follow the Polices of Each Hospitals

Let's Talk and Practice

 관상동맥(심혈관) 조영술이 필요한 외국인 환자, 시술 전에 의사와 면담을 통해 시술에 관련한 동의서에 사인을 할 때 어떤 대화를 주고받을까요?

• Consent Form

 지금 증상이 어떤가요?

What are your symptoms?

 가슴이 답답해요. 이전에도 증상이 있었는데, 최근에 더 심해졌어요.

My heart feels heavy. And, recently it feels severe.

 정확한 상태 확인을 위해서, 관상동맥(심혈관) 조영술이 필요해요.
협착 정도를 평가해서, 필요한 경우에는 경피적 성형술이 필요할 수도 있어요.

To diagnose your condition, you need to receive coronary angiography. Depending on the severity of narrowing and blocking of the coronary artery, the doctor might perform percutaneous coronary intervention to treat for obstructed heart vessels.

 관상동맥(심혈관) 조영술, 경피적 성형술은 어떻게 진행되나요?

How is coronary angiography and percutaneous coronary intervention intervention performed?

 먼저, 마취 주사를 놓고 손목이나 대퇴부의 동맥으로 가느다란 플라스틱관을 삽입한 후, 조영제를 이용해서 방사선 조영술을 시행해요.
관상동맥의 협착정도를 파악한 후에, 흉통의 원인으로 의심되는 병변을 풍선성형술 또는 그물망 삽입술로 치료하는 과정이에요.

After an injection of local anaesthetic, a fine tube (catheter) is put into the artery in the groin or wrist. The tube is carefully passed into each coronary artery. A series of pictures are taken using x-rays using a contrast media (x-ray dye). If there are significant lesions, we immediately perform ballon angioplasty and insert intravascular stents.

 시술에 따른 부작용은 어떤 게 있나요?

What are the complications?

관상동맥중재술의 주요 합병증은, 심근경색, 뇌졸중 등이고, 국소적 합병증으로는 출혈, 혈종, 동정맥루 등이 생길 수 있어요. 극히 드물게는 동맥 혈전증이 발생할 수도 있어요.

The common complications of Percutaneous Coronary Intervention are myocardial infarction, stroke and others. The local complications are hemorrhage, hematoma and arteriovenous and very rarely lead to arterial thrombosis.

 풍선성혈술 또는 그물망 삽입술은 꼭 필요한 건가요?

Do I have to receive ballon angioplasty and the insertion of intravascular stents?

 아니에요. 조영술을 하는 동안, 환자분 상태를 평가해서 결정할 거예요. 필요시에는 먼저 설명을 드리고 진행할 거예요.

No. It will be performed depending on your condition. If you need anything, I will explain it to you before the procedure.

 알겠어요. 검사는 언제 진행하나요?

I see. What time do I receive it?

 먼저, 동의서를 작성하고, 시술은 오후 2시에 가능해요.

First, please fill out the consent form and then the procedure is scheduled for 2 pm

 제가 따로 준비할 게 있나요?

Do I need to prepare anything?

 나머지 부분은, 저희 상담 간호사분이 설명드릴 거예요.

Our charge nurse will explain and guide you.

여행을 가기 위해서 어떤 예방접종을 맞아야 하나요?
학교를 입학하기 위해서 어떤 예방접종을 맞아야 하나요?

영어로는 어떻게 표현할까요?

* 여행을 가기 위해서 어떤 예방접종을 맞아야 하나요?
  Which vaccinations are required for travel?

* 학교를 입학하기 위해서 어떤 예방접종을 맞아야 하나요?
  Which vaccinations are required to attend school?

Vaccination	예방접종
Adenovirus	아데노바이러스
Anthrax	탄저병
Cholera	콜레라
Diphtheria	디프테리아
DTaP (Diphtheria Tetanus Pertussis)	디프테리아 파상풍 백일해
Hepatitis A	A형 간염
Hepatitis B	B형 간염
HPV (Human Papilloma Virus)	인유두종 바이러스
Seasonal Influenza	독감
Japanese Encephalitis	일본뇌염
Measles	홍역
MMR (Measles Mumps Rrubella)	풍진 홍역 수두
Meningococcal	수막구균
Mumps	유행성이하선염
Pertussis	백일해
Pneumococcal	폐렴구균
Polio	소아마비
Rabies	광견병
Rotavirus	로타바이러스
Rubella	풍진
Shingles	대상포진
Smallpox	두창
Tetanus	파상풍
Tuberculosis	결핵
Yellow Fever	황열병

진단서
Medical Certificate

01. 진단서 Medical Certificate

상기 환자는 뇌경색으로 인한 어지러움, 균형감 저하, 사지 위약감, 보행 장애 증상이 있어 약물 치료 및 재활 치료를 시행하였습니다. 최근 많은 호전을 보여 실내·외 자가 보행이 가능하고 일상생활 동작 수행이 독립적으로 수행 가능해서 재활 치료는 중단하였습니다.

The patient presented symptoms of dizziness, declining balance, weakness in legs and arms, dysphasia and also was diagnosed with cerebral infarction.
The patient had rehabilitation therapy and received medical treatment.
After receiving medical treatment, the patient's condition has improved. The patient can now walk by himself, indoors and outdoors. So, now the patient has stopped receiving rehabilitation treatment.

이 환자는 2022년 10월 5일에 본드 이식을 통한 개방 정복 및 내 고정 수술을 받았습니다. 따라서 공항에서 보안 검색 중에 금속 탐지기가 울릴 수 있습니다. 이 환자는 수술 후 8주 동안 휴식을 취해야 합니다. 필요한 경우 재평가 테스트가 필요합니다.

This patient had an open reduction and internal fixation with bond graft operation on October, 5, 2022. So at airport security checks, the metal detector may go off. This patient is required to rest for eight weeks after the operation. If needed reevaluation tests will be required.

이 환자는 상병으로 본원 혈관외과 방문하여 시행한 초음파 및 CT검사상 좌측 종아리 근육 내 심부정맥혈전증으로 진단되어 향후 장기적인 약물 치료 및 외래 경과 관찰이 필요한 상태이며 1–2주 안정가료 필요합니다.

This patient visited the Vascular Department at our hospital. Using ultrasonography and a CT scan, the patient was diagnosed with Deep Vein Thrombosis of the left fibularis muscles. The patient should receive oral medicine and have follow up check-ups. I recommend rest for one to two weeks. If needed, a reevaluation will be required.

상기 환자분은 2022년 5월 26일 요추부 통증 및 우하지 통증으로 내원하여 2022년 6월 2일 요추 MRI 시행하고 상기 진단 인지되어 보존적 치료 시행 중인 분입니다. 추후 재진 요합니다.

The patient presented symptoms of back and right lower limb pain. The patient visited the hospital on May, 25th and received a (3T) L-Spine MRI on June, 2nd, 2022. The patient has received conservative treatment. The patient should have follow up check-ups.

상기 환자분은, 2018년 12월 6일 본원에서 촬영한 체중 부하 상태에서 촬영한 발의 방사선 측면 사진상 Meary 각이 16도 정도로 측정되는 상기 병명에 해당됩니다. 장거리 보행 시 발 또는 하퇴부의 피로감과 통증이 유발될 수 있으며, 과도한 체중 부하 시에는 증상이 악화될 수 있습니다.

This patient received a foot X-ray in a weight bearing state. It showed, the degree of Meary is 16 and I diagnosed flat foot (pes planus, acquired). When the patient walks for a long distance, it will lead to pain and fatigue of the feet and lower legs. Also too much weight bearing will aggravate the symptoms.

상기 환자분은 2021년 12월 13일 COVID-19 확진되어 필리핀 마닐라에서 입원 치료 후 퇴원하였습니다. 본원에서 시행한 흉부 X-ray 및 저선량 흉부 CT상 COVID-19 후유증 또는 폐렴으로 의심되는 소견이 관찰되어 외래를 통해 약물치료 중입니다. 향후 추가 치료 및 주기적 경과관찰이 필요한 상태입니다.

This patient was diagnosed with COVID-19 on December, 13th, 2021 in Manila, Philippines. The patient received medical treatment as an inpatient. The Chest X-ray and Low Dose Chest CT scan at our hospital showed suspect squeal of COVID-19 or pneumonia. So the patient is receiving oral medicine. The patient should receive treatment and have follow up check-ups.

현재 비골 골절로 인해 비기형이 발생하여 폐쇄정복술이 필요한 상태입니다. 외국으로 가서 수술을 시행하여 수술이 늦어질 경우 비기형이 더 악화될 수 있고 교정하기 힘든 상태가 될 수 있어서 현재 수술이 필요한 상태입니다. 비중격 성형술 및 고주파 절제술을 시행할 것입니다.

> The CT scan showed a nasal bone fracture, Septal Fracture(R/O) and a nose deformity. The patient's condition requires an operation. If the operation is delayed, the nose deformity will become worse and it will become harder to correct the fractured bone. The patient should not fly. The patient should undergo the operation. I will perform the operation as closed reduction, septoplasty and radiofrequency ablation (RFA).

환자는 담낭암으로, 입원 치료를 받고 있습니다. 현재 여명이 얼마 남지 않은 심각한 상태입니다. 가족들은 빠른 시일 내에 병원을 방문하여 의사와 상담이 필요합니다.

> The patient has been diagnosed with gallbladder cancer. The patient is receiving medical treatment as an inpatient. The condition of the patient is unstable and terminal. It is the worst diagnosis. The family should visit the hospital and consult with the doctor as soon as possible. The patient's condition is terminal.

상기 환자는 만성담낭염으로 2024년 3월 16일 복강경하 담낭절제술 시행하신 분입니다. 수술 후 비행기 탑승 가능한 상태로 판단되며, 6개월 약물 복용 필요합니다.

> This patient underwent a laparoscopic cholecystectomy due to chronic cholecystitis on March, 16, 2024. The patient is fit to travel by airplane and is required to receive drug treatment for 6 months.

상기 환자는 집에서 잰 가정혈압상 평균 140/87였습니다. 피검사에서 LDL 163 mg/dL로 나타났습니다. 환자는 고혈압, 고지혈증 치료를 위해 저용량의 약을 복용하는 것이 필요합니다. 먼저, 1달 치 약을 처방했습니다.

> This patient's average blood pressure was 140 over 87, when measuring at home. With blood tests, the patient's LDL was 163mg/dl. So, the patient is required to start low dosage medications for hypertension and hyperlipidemia. I prescribed the medication for 1 month to start.

상환 과거 우측 무릎통증으로 타 원에서 진료를 받았고, 현재는 통증이 전혀 없는 상태입니다. 다음 검사상 특이소견 보이지 않았습니다.
- X-ray는 정상
- 관절가동범위 검사상 0-160' 정상
- 근력 정상, 유연성 정상

• Mcmurray test 음성, ant. drawer test 음성

환자의 현 상태는 군복무 및 훈련에 지장이 없을 것으로 사료됩니다.

This patient had presented symptoms of pain in both knees and saw a doctor at another clinic. Now, the patient has no pain.

The following test results show no abnormality.

• X-ray showed normal.

• The range of motion was within a normal range, 0-160.

• Muscular strength and flexibility were normal.

• Mcmurray test and ant. drawer test showed negative.

The patient's condition is fit for military service and training.

상기 환자는 내원 20년 전 간이식을 받았습니다. 현재까지 항응고제(아스피) 및 면역 억제제(프로그랍 : tacrolimus)를 복용 중인 환자로 면역 저하 및 감염 우려와 함께 접종 후 호흡곤란, 심박동수 증가, 쇼크 등의 위험성 가능성으로 인하여 코로나 백신 접종 투여하지 않는 것이 좋을 것으로 사료됩니다.

The patient underwent a liver transplant 20 years ago. The patient has been receiving medical treatment including antithrombotic medicine(aspirin) and an immunosuppressive drug(tacrolimus). I recommend that the patient does not receive a COVID-19 vaccine. If the patient has a COVID-19 vaccine, the patient may have complications including lower immune function, infection, dyspnea, tachycardia and shock.

상기 환자는 2024년 3월 3일 ABC 병원에서 췌장암 및 선암종을 진단받았습니다. 진단 후 항암화학요법(약 이름)으로 총 4주기를 현재까지 투여받았습니다.

This patient was diagnosed with pancreatic cancer and adenocarcinoma at ABC Hospital on March, 3, 2024. The patient has received medical treatment including four courses of chemotherapy using (name of medicine).

1) 보험사용 **For Insurance**

2) 여행사용 **For Travel Agency**

3) 본인보관용 **For My Own Use**

4) 입퇴원확인서 **Admission and Discharge Certificate**

5) 수술확인서 **Operation Certificate**

6) 검사결과지 **Examination Certificate**

7) 출생확인서 **Birth Certificate**

8) 사망확인서 **Death Certificate**

7) 치료확인서 **Treatment Certificate**

8) 영수증 **Receipt**

9) 진료비세부내역서 **Medical Statement**

10) 초진기록지 **Initial Certificate**

11) 경과기록지 **Progress Certificate**

12) 입원경과기록지 **Admission Progress Certificate**

13) 외래경과기록지 **Outpatient Progress Certificate**

14) 수술기록지 **Operation Record**

15) 마취기록지 **Anesthesia Record**

16) 의사지시기록지 **Doctor's Order(s)**

17) 응급실기록지 **Emergency Record**

18) 퇴원요약 **Discharge Summary**

19) 협의진료기록 **Consultation Note**

20) 간호기록 **Nursing Note**

21) 수술간호기록 **Operation Nursing Note**

Let's Talk and Practice

 외국인 환자를 제증명계에서 만났을 때 어떤 대화를 주고받을까요?

 안녕하세요, 오늘 입퇴원확인서 1부 부탁드립니다.

Hello, I need to get an admission and discharge certificate.

 병원 차트 번호 알고 있나요?

Do you know your patient number?

 아니요, 병원 차트 번호를 모릅니다.

No, I don't know it.

 환자분 성함이랑, 생년월일 알려주세요.

Please notify me know your name and birthdate.

 저의 이름은 김나무입니다. 생년월일은 1990년 1월 1일입니다.

My name is Na Moo, Kim.
My birthdate is January, 1st, 1990.

 2022년 10월에 정형외과에 입원한 확인서 말씀이세요?

Is the certificate for when you were admitted to orthopedics on October, 2022?

 네, 맞습니다.

Yes, right.

 다른 서류도 필요하신가요? 사보험사에 청구하실 건가요?

Do you need another certificate?
Will you claim to your private insurance?

 네, 맞습니다. 진료비 영수증이랑 세부내역서도 발급 가능할까요?

Yes. Can I get a receipt and a medical statement, too?

 네, 1부씩 발급해 드리면 될까요?

Yes. Do you need one copy each?

아니요. 2부씩 발급
부탁드릴게요.

No. please print out 2 copies.

 네, 서류 비용은 오늘
10,000원입니다.

Okay. Today, it is 10,000 KRW.

 카드로 결제 가능한가요?

Can I pay by credit card?

 네.

Yes.

O 국가를 의료관광의 목적지로 생각해 본 적이 있나요?

2009년 의료법 개정과 함께 외국인 환자 유치가 합법화되어, 의료관광이 활발해지고 있습니다.
의료관광, Medical Tourism은 자국이 아닌 외국으로 이동하여 의료기관에서 검진 및 치료의 목적으로 건강상태에 따라 관광, 쇼핑 등의 활동을 겸하는 것을 의미합니다.

* 한국을 의료관광의 목적지로 생각해 본 적이 있나요?
  Have you ever thought of going for medical tourism in Korea?

* 싱가포르를 의료관광의 목적지로 생각해 본 적이 있나요?
  Have you ever thought of going for medical tourism in Singapore?

* 두바이를 의료관광의 목적지로 생각해 본 적이 있나요?
  Have you ever thought of going for medical tourism in Dubai?

이렇게 의료관광의 목적으로, 근무하는 병원에 외국인 환자가 왔을 때, 의사 소통에 문제가 없도록, 병원 이용 전반에 걸쳐 도움을 주는 통역사를, 의료통역사 'Medical Translator / Interpreter'라고 합니다.